Ostéopathie en gynécologie

Guide pratique

Illustrations : Cl. Ageron Marque
　　　　　　　N. Ageron

© 2000　SATAS s.a.
　　　　Chaussée de Ninove 1072
　　　　B-1080 Bruxelles
　　　　Belgique　Tél. : 32.2.569.69.89
　　　　　　　　　Fax : 32.2.569.01.23
　　　　　　　　　website www.satas.be
　　　　　　　　　E-mail info@satas.be

Tous droits réservés. Reproduction, traduction, reprise entière ou partielle de cette publication ne peuvent être réalisées, sous quelque forme que ce soit, sans l'autorisation écrite et préalable de l'éditeur.

ISBN 2-87293-058-2

Dépôt légal : Bibliothèque Royale de Belgique
　　　　　　　D/2000/4664/08

Illustration de couverture : « Vue de l'intérieur »
　　　　　　　　　　　　　Tableau huile sur bois de N. Ageron, 85 × 50 cm

Ostéopathie en gynécologie

Guide pratique

Claudine AGERON-MARQUE

Avec la collaboration de Jean-Marie MICHELIN

satas

Table des matières

PREMIÈRE PARTIE	1
Introduction	3
Pourquoi un guide pratique en gynécologie ?	3
L'intérêt du neurovégétatif	5
Les troubles du cycle	7
Les aménorrhées et les spanioménorrhées	7
Les métrorragies	9
Les ménorragies	12
Les anomalies du rythme menstruel	13
La puberté	15
La préménopause	17
La ménopause	18
Ménopause prématurée	19
Pathologies hormonales	21
Les syndromes prémenstruels	21
Dysménorrhée	24
Mastodynie bénigne	26
Dystrophie ovarienne macropolykystique	27
Fibromes	30
Dystrophie du col	33
L'endométriose externe et l'adénomyose	34
Galactorrhée	35
Pathologies de la reproduction : l'infertilité	37
Les causes	37
Les techniques	40
Pathologies de la stase	42
Généralités	42
Congestion passive	42
Congestion pelvienne active	46

Pathologies de type mécanique	48
Les cicatrices	48
Les adhérences	52
Les algies pelviennes chroniques	52
Troubles de la statique pelvienne	54
L'incontinence urinaire	55
Pathologies de type mécanique	58
Leucorrhées	58
Infections récidivantes	61
Autres pathologies	63
Dyspareunie	63
Le vaginisme	64
La frigidité	65
DEUXIÈME PARTIE : AIDE-MÉMOIRE	**67**
Le système neurovégétatif	69
Le système sympathique	69
Le système parasympathique	69
Rappel de l'organisation du système nerveux neurovégétatif	69
Principes de stimulation et d'inhibition	70
Le système porte hypothalamo-hypophysaire	73
L'hypothalamus	73
L'hypophyse	75
Les hormones	77
La biosynthèse des hormones stéroïdiennes	77
Les estrogènes	77
La progestérone	79
La prolactine	80
Les androgènes	81
Les gonadotrophines	81
Résumé et commentaires du tableau	83
Hypothalamus	83
Hypophyse	83

Le diaphragme pelvien	86
Description anatomique	86
La physiologie	90
Les fascias	90
Les dysfonctions	91
Le traitement	92
Le vagin	93
Description anatomique	93
Physiologie	97
L'utérus	98
Description anatomique	98
Physiologie	105
Dysfonctions utérines	106
Le traitement	108
Trompes utérines ou trompes de Fallope	110
Description anatomique	110
Physiologie des trompes	112
Dysfonction tubaire	112
Le traitement	113
Les ovaires	114
Description anatomique	114
Physiologie ovarienne	116
Dysfonctions ostéopathiques	120
Le traitement	121
La vessie	122
Description anatomique	122
Physiologie	126
Dysfonctions ostéopathiques	126
Le traitement	127
Le sein	128
Rappel anatomique du sein	128
La thyroïde	132
Anatomie	132
Physiologie	134

    Valeur normale 135
    Dysfonction 135
    Le traitement 136

Les glandes surrénales 137
    Anatomie 137
    Physiologie 139
    Dysfonction 139
    Le traitement 139

TROISIÈME PARTIE : LES TECHNIQUES 141

Anamnèse gynécologique 143

L'examen gynécologique en ostéopathie 146

Les techniques gynécologiques 157
Correction d'une dysfonction d'un utérus dévié par voie externe 158
Correction d'une dysfonction d'un utérus dévié par voie interne 160
Correction d'une dysfonction de rétroversion utérine 162
Correction d'une dysfonction d'une hyper-antéversion utérine 164
Correction d'une dysfonction de mobilité du col 166
Correction d'une dysfonction de mobilité ovarienne 168
Technique d'étirement des ligaments suspenseurs de l'ovaire 172
Technique de correction de rétraction tubaire 174
Correction d'un périnée et/ou d'un plancher pelvien hypertonique 176
Correction d'un périnée et/ou d'un plancher pelvien hypotonique 178
Correction d'un périnée cicatriciel 180
Technique de correction des cicatrices et des adhérences 182
Techniques de correction des lames sacro-recto-génito-pubiennes 184
Technique de correction des ligaments larges 186
Technique de correction des ligaments ronds 188
Technique de correction des ligaments utéro-sacrés 190

Techniques lymphatiques 193
La grande pompe lymphatique 194
La petite pompe lymphatique 196
Stimulation lymphatique inférieure 198

Techniques neurovégétatives	201
Roulement alternatif des temporaux en ralentissement	202
Inhibition et stimulation neurovégétative	204
Le système orthosympathique	204
Le parasympathique	207
Technique d'inhibition de la symphyse pubienne	214
Technique d'urgence pour une hémorragie basse	216
Technique de stimulation hypothalomo-hypophysaire	218
Test et travail de l'aorte abdominale	220
BIBLIOGRAPHIE	223
Livres	223
Articles	224

Première partie

Introduction

Pourquoi un guide pratique en gynécologie ?

Le cycle féminin est un fragile équilibre régi par des mécanismes physiologiques dépendant, d'une part, du système nerveux autonome, d'autre part de différentes sécrétions hormonales et du psychisme.

Le traitement allopathique proposé pour les troubles fonctionnels est souvent démesuré et rarement dénué d'effets secondaires. En effet, dans le cas d'une dysfonction mécanique, le médicament traite les effets et non la cause, ce qui entraîne les femmes dans des thérapeutiques de plus en plus lourdes. L'ostéopathie, en revanche, parce qu'elle repose sur un raisonnement de cause à effet, peut être une aide précieuse dans les déséquilibres gynécologiques invalidants, perturbant la femme dans sa vie la plus intime.

Dans un premier temps, l'ostéopathe s'applique à traiter d'une façon holistique et bien souvent cela suffit pour régler un problème gynécologique. Nous savons très bien, par exemple, que certaines dysménorrhées peuvent aussi bien provenir d'une dysfonction d'une sacro-iliaque qu'être la conséquence d'un choc frontal. Alors pourquoi un guide pratique d'ostéopathie, axé sur la gynécologie ?

De nombreux ostéopathes constatent que, malgré leurs traitements, certains troubles gynécologiques fonctionnels leur échappent. Pour reprendre le même exemple, une dysménorrhée peut aussi provenir d'une restriction de mobilité de l'utérus. La connaissance de l'anatomie et de la physiologie du cycle féminin est alors essentielle. « *L'ostéopathe doit se souvenir que sa première leçon est l'anatomie, sa deuxième leçon est l'anatomie, sa dernière leçon est l'anatomie et l'ensemble de ses leçons est l'anatomie* » A.T. Still.

Or, la plupart de nos formations survolent cette approche de la sphère gynécologique même si aujourd'hui nul ne peut nier l'importance de la sphère viscérale en ostéopathie. Il est vrai que les organes génitaux, au centre du pelvis, sont d'un accès peu facile et que leur approche est entravée par une certaine retenue aussi bien de la part du thérapeute que de la patiente. Il en résulte que ces viscères sont la plupart du temps ignorés voire occultés.

INTRODUCTION

Nous rendons hommage au fondateur de l'ostéopathie, A.T. Still, qui nous invitait à raisonner autrement dans l'approche de la maladie. Dans cette fin du 19e siècle, où le traitement de la femme « hystérique », selon la théorie de « l'errance de l'utérus », consistait à faire porter aux femmes une ceinture à deux boudins pour maintenir l'utérus en place, où leurs corps étaient serrés dans des corsets, A.T. Still posait comme axiome, pour maintenir ou retrouver la santé, que le mouvement, c'est la vie et que toute restriction de mobilité entraîne une perte de fonction.

Dans les deux premières décennies de ce 20e siècle, dans le même ordre de pensée, citons entre autres, Thure-Brandt, médecin d'origine suédoise, qui avait mis en place un massage de l'utérus par voie interne et externe, H. Stapfer, auteur d'un manuel de traitement kinésique, et Percy H. Woodall, auteur d'un manuel d'ostéopathie pratique en gynécologie. Dans les années 70-80, un Anglais, D. Brookes, élève de Magoun et Kimberley, transmet en France son savoir, sa synthèse et son art ostéopathique particulièrement concernant le système neurovégétatif. Aujourd'hui à la veille du 21e siècle, toutes ces méthodes manuelles ont malheureusement été délaissées dans l'approche thérapeutique classique en gynécologie. Les progrès de la technique, les examens paracliniques ont peu à peu remplacé la qualité palpatoire et dynamique que seules des mains peuvent apporter.

Le projet de ce guide est donc de redonner sa place à cette approche thérapeutique manuelle, sans effets secondaires nuisibles ou désagréables si un minimum de règles est respecté.

Nous souhaitons vous faire partager une expérience clinique d'observations et de pratiques, sans prétendre tout connaître, étant conscients que certains détails nous auront échappé. La vie est un éternel mouvement et les connaissances vont de même ; nous pouvons espérer que chaque jour elles progressent.

Il s'agit ici de donner les informations pour à la fois comprendre ces troubles et les traiter. Afin de faciliter son utilisation, ce guide est articulé en trois parties :

- la description des différentes pathologies rencontrées (définition, explications anatomiques et neurovégétatives et traitements),
- un aide-mémoire rappelant les principaux éléments anatomiques et physiologiques pour une application efficace,
- quelques protocoles techniques.

INTRODUCTION

L'intérêt du neurovégétatif

Si on considère la sphère gynécologique, la régulation neuro-hormonale gouverne toutes les différentes fonctions.

Tout d'abord, le centre supérieur ou hypothalamo-hypophysaire fabrique les releasing facteurs hypothalamiques et les stimulines hypophysaires nommées FSH et LH.

Au même niveau d'importance et en rapport très étroit, la vasomotricité joue un rôle capital dans l'équilibre de la sphère gynécologique. Elle permet en même temps l'apport sanguin artériel nutritif de base et le transport des messages hormonaux vers les ovaires ainsi que le retour veineux qui, à son tour, non seulement distribue les hormones ovariennes, les estrogènes et la progestérone, mais aussi simultanément, en fonction de leurs concentrations, informe par rétro-contrôle l'hypothalamus qui adapte sa réponse à la quantité d'hormone circulante.

Le système orthosympathique gouverne la vasomotricité. Au niveau des artères ovariennes et des artères utérines, il installe en cas de stimulation une vasoconstriction ou, lors d'un hypofonctionnement, une vasodilatation pouvant déboucher vers une stase ou une congestion.

Il est donc primordial de rechercher et de traiter les dystonies neurovégétatives locales, régionales ou générales. La dystonie neurovégétative pour la Faculté est reconnue en trois grands syndromes : le syndrome dystonique, le syndrome hyper-amphotonique ou neurotonique, le syndrome hypo-amphotonique. Ces syndromes décrivent des déséquilibres généraux des deux composantes du système neurovégétatif qui ont une influence sur la sphère gynécologique. Nous nous intéresserons plus aux troubles spécifiques gynécologiques, que nous appelons dystonie locale ou loco-régionale, sans négliger leurs retentissements sur l'état général de la patiente.

Au niveau utérin, il existe des fibres motrices lisses qui reçoivent une double innervation orthosympathique et parasympathique. Elles peuvent présenter un déséquilibre fonctionnel par défaut ou par excès de stimulation.

Enfin, le système parasympathique a un effet direct sur les fibres musculaires lisses de l'utérus. De même, directement ou indirectement, il a un effet vasodilatateur sur l'utérus, l'ovaire, le clitoris et aussi sur le vagin.

Le traitement de l'ostéopathe sur les déséquilibres des fonctions gynécologiques, en plus d'un travail mécanique classique, doit analyser, tester et corriger les restrictions sur le trajet des nerfs neurovégétatifs puis pratiquer des techniques spécifiques de stimulation ou d'inhibition au niveau des systèmes orthosympathiques, parasympathiques et endocriniens afin de préparer la sphère pelvienne aux techniques spécifiques sur l'appareil génital.

Les troubles du cycle

La durée du cycle est réglée par les apparitions ou les non-apparitions des menstruations à intervalles plus ou moins réguliers, s'étalant de la puberté à la ménopause.

Nous observerons plusieurs dérèglements :

- **Les aménorrhées :** se caractérisent par la disparition des menstruations. Elles peuvent être primaires ou secondaires.
- **Les spanioménorrhées :** ce sont des périodes d'aménorrhées séparées par des cycles vrais ou des métrorragies.
- **Les métrorragies :** désignent des écoulements utérins en dehors des phases normales de menstruation.
- **Les ménorragies :** sont des menstruations anormalement abondantes. La cause de ces troubles du cycle est rarement utérine en dehors des cas de fibromes. L'endomètre étant mal vascularisé, il répond mal à la stimulation hormonale induite, la plupart du temps, par une anomalie de l'ovulation. L'ovaire peut aussi ne plus posséder de follicules (cas de la ménopause) ou bien être au repos pour d'autres causes. L'origine peut être locale : l'ovaire ne répond plus à la stimulation hypothalamo-hypophysaire ; centrale : la production de gonadostimuline n'existe pas ou n'est pas suffisante, soit les deux, c'est-à-dire centrale et locale.
- **Les anomalies du rythme menstruel :** elles sont caractérisées par des cycles courts : toutes les deux à trois semaines (avec un raccourcissement de la phase préovulatoire ou de la phase lutéale) ou des cycles longs : au-delà de 32 jours.

Les aménorrhées et les spanioménorrhées

En l'absence :

- de lésions organiques de l'utérus (malformations utéro-vaginales, synéchies),
- de lésions ovariennes (ovaire polykystique, Stein-Leventahl, tumeur masculinisante),
- de lésions endocriniennes annexes (tumeur hypophysaire),

- de lésions tumorales surrénaliennes (syndrome de Cushing),
- de lésions thyroïdiennes,
- de troubles psychiatriques (anorexie),
- de prise de certains médicaments (neuroleptiques).

La principale cause d'une aménorrhée et d'une spanioménorrhée est ***un manque d'estrogène***.

Les causes centrales

- Il existe ***un trouble de la circulation liquidienne entre l'hypothalamus et l'hypophyse***. Nous devons penser au système porte hypothalamo-hypophysaire. Rappelons-nous que la tige pituitaire passe au travers de la tente de l'hypophyse et qu'un travail membraneux crânien favorise cette vascularisation.
- Il existe ***une adaptation supérieure corticale*** aux stress entraînant des troubles fonctionnels. Nous devons envisager un travail de régulation neurocentrale avec des techniques neurovégétatives centrales.

Test et correction

- Tester et corriger la clavicule.
- Tester et corriger C2.
- Tester et corriger C0/C1 (permet d'évaluer s'il existe un problème de membrane).
- Test et correction de la SSB pour compression ou tension membraneuse.
- Stimulation hypothalamo-hypophysaire.
- Test et correction pré-post sphénoïde.

Les causes ovariennes

Un ovaire immobile ou peu mobile perturbe les fonctions endocrine, exocrine et vasculaire.

- La fonction exocrine : l'information centrale, véhiculée par le sang, est indispensable pour la maturation du follicule primordial qui fabrique les estrogènes.
- La fonction endocrine : perturbation de la fabrication des estrogènes, de la progestérone et des androgènes.

Test et correction

- Test et correction diaphragmatique.
- Test et correction des piliers du diaphragme.
- Le plexus solaire.
- L2.
- La jonction duodénum-intestin grêle.
- Le cadre colique latéral et inférieur pour des problèmes de congestion.
- La restriction de mobilité induite par les ligaments reliant l'ovaire droit au caecum et l'ovaire gauche au sigmoïde.
- Correction neurovégétative au niveau du splanchnique inférieur (relais aortico-rénal et mésentérique inférieur).

Autres causes

Nous oublions souvent que l'équilibre des glandes endocriniennes dépend des autres systèmes tels que la thyroïde et les surrénales. Nous devons inspecter soigneusement la thyroïde dans sa loge antérieure du cou de même que les reins dans leurs loges rénales. La thyroïde et les surrénales peuvent être en dysfonction ostéopathique, avec des examens biologiques peu perturbés, dans des limites inférieures ou supérieures.

Test et correction

- La mobilité des reins.
- Des côtes K11, K12 par rapport aux surrénales.
- Tester la mobilité du foie pour sa participation à l'élaboration et à l'élimination des hormones.
- La loge antérieure du cou.
- C4/C5, C5/C6.

Les métrorragies

Ne seront traitées dans ce chapitre que les métrorragies fonctionnelles.

Elles ne sont pas simples à diagnostiquer car ce sont des écoulements sanglants quelquefois avec des caillots survenant d'une manière anarchique. Il est difficile de différencier les vraies règles, induites par des cycles courts suivis de cycles longs, des métrorragies. La courbe de température dans ce cas nous permet de faire un diagnostic différentiel entre une grossesse extra-utérine, un cycle court, un cycle long et une métrorragie. Dans ce dernier cas, la courbe de température est plate, elle se situe autour de 35° et 36° (la température basale selon les individus).

Métrorragie fonctionnelle

Elles se caractérisent par la suppression du pic LH avec le maintien d'une fonction FSH qui va donc faire fabriquer des estrogènes par les ovaires, ce qui entraînera la croissance du myomètre utérin. La suppression du pic LH ne permet pas la libération de l'ovocyte ni la fabrication de progestérone. La sécrétion estrogénique est fluctuante, ce qui détermine au niveau de la muqueuse utérine des métrorragies au gré de ces fluctuations.

Les causes des métrorragies fonctionnelles

Elles sont essentiellement centrales :

- hypothalamo-hypophysaire,
- corticales (liées au stress qui peut engendrer un déséquilibre neurovégétatif).

Métrorragie fonctionnelle cyclique et intermenstruelle

Il s'agit de pertes pendant deux à trois jours au moment de l'ovulation. Cette métrorragie est expliquée classiquement par la baisse d'estrogène à ce moment-là.

Les causes de métrorragie fonctionnelle et intermenstruelle

Hyperexcitabilité contractile du myomètre utérin au moment de l'ovulation découlant souvent d'une dysfonction utérine avec des conséquences sur le myomètre et la muqueuse.

Elles sont aussi la résultante d'une dystonie neurovégétative vasomotrice.

Métrorragie fonctionnelle de la puberté

Elles sont la conséquence d'une immaturité des structures centrales. FSH est plus ou moins bien secrétée et il n'existe pas de pic LH, donc pas d'ovulation. Nous nous retrouvons dans le cas des métrorragies fonctionnelles.

Causes de métrorragie fonctionnelle de la puberté

Causes centrales crâniennes et causes locales. Dans ce cas, nous devons travailler sur les structures centrales afin de normaliser au plus vite cette fonction.

Métrorragie fonctionnelle de la préménopause et de la ménopause

L'ovaire possède peu ou plus de follicules primordiaux susceptibles de conduire à une ovulation alors que persiste pendant quelque temps, la fabrication d'estrogènes. Certaines femmes répondent d'une manière anormale à ce sevrage et mettent en place des métrorragies.

Il faut d'abord être sûr que le diagnostic d'un carcinome de l'endomètre a été écarté car il est lui aussi source de saignement pouvant être confondu avec des métrorragies fonctionnelles de la ménopause.

Causes des métrorragies fonctionnelles de la ménopause

Elles sont ovariennes et utérines. Notre action sera d'aider le corps en restituant un maximum de mobilité dans le petit bassin afin de l'aider à accepter ce sevrage hormonal progressivement, d'abord de la progestérone puis des estrogènes.

Métrorragie fonctionnelle par atrophie de l'endomètre

Elles sont rares et leurs étiologies sont mal connues. Elles sont rencontrées dans le cas d'aménorrhées sévères ou dans la prise d'une thérapeutique progestative prolongée, ce qui entraîne dans les deux cas un endomètre atrophié.

Les causes des métrorragies par atrophie de l'endomètre

Essentiellement utérine, dans ce cas, notre action porte sur les dysfonctions utérines pour améliorer la vascularisation de l'utérus. Les principales voies étant les artères et les veines utérines, les voies accessoires ; les artères et les veines des ligaments ronds ainsi que les artères et les veines ovariennes (voir le chapitre L'utérus dans l'aide-mémoire).

Dans tous les cas, il est important d'équilibrer au plus vite les métrorragies car elles sont sources de saignements responsables d'anémies importantes et invalidantes par manque de fer. Il sera conseillé un

apport en fer naturel. Le traitement ostéopathique se terminera par une inhibition de la symphyse pubienne.

Les ménorragies

En dehors de l'existence d'un stérilet, de malformations utérines, de fibromes sous-muqueux, de polypes endométriaux, d'adénomyose avec une localisation myométrale ou de pathologies hématologiques (anémie), les ménorragies sont dites fonctionnelles. Elles surviennent à la fin d'un cycle physiologique (28 à 30 jours) et se caractérisent par un écoulement sanguin rouge, souvent avec des caillots, anormalement abondants mais de durée normale. Elles sont à différencier des ménométrorragies qui sont des règles anormalement abondantes de durée allongée pour lesquelles une cause organique doit toujours être recherchée.

Les causes

- Un corps jaune insuffisant, responsable d'une insuffisance de production de progestérone. L'endomètre n'est pas préparé à sa desquamation, l'action proliférative de l'estrogène provoque une hyperplasie de la muqueuse utérine qui n'est pas freinée par la progestérone. La courbe de température permet de mettre en évidence un manque de progestérone.
- Une congestion pelvienne, l'examen des membres inférieurs, la sensation de jambes lourdes, de pollakiurie, des leucorrhées, de lourdeur dans le petit bassin, des hémorroïdes, des troubles digestifs sont autant de signes qui confirment la congestion pelvienne.

Test et correction

Dans le cas de manque de progestérone, l'action ostéopathique est de rendre de la mobilité à l'utérus, aux ovaires et aux annexes, mais aussi d'effectuer un travail central pour favoriser le pic LH. Dans le cas de congestion pelvienne, l'action sera la même mais plus orientée sur le système vasculaire (voir les congestions pelviennes passives et actives).

De toute façon dans toutes les pathologies de saignement excessif ou même absent, le système neurovégétatif vasomoteur devra être investigué et corrigé. Nous retrouverons plutôt un état d'hyperparasympathicotonie (ou d'hyposympathicotonie).

Chercher une dysfonction au niveau de L2/L3 et une dysfonction sacrée.

Rechercher un problème de ptose qui pourrait entraîner un état de ralentissement.

Pour arrêter l'hémorragie, faire une inhibition au niveau des 2e et 3e trous sacrés ou une inhibition de la symphyse.

Les anomalies du rythme menstruel

Le cycle physiologique est d'une durée de 28 à 30 jours. La phase de maturation du follicule primordial est de 13 jours, l'ovulation survient théoriquement au 14e jour et le plateau lutéal dure de 12 à 14 jours.

Les cycles courts

Les règles surviennent toutes les deux, trois semaines. Il est important de déterminer, sur au moins trois cycles, s'il s'agit de cycles anovulatoires, de cycles dus à un raccourcissement de la première partie du cycle ou de la seconde partie du cycle.

Raccourcissement de la première phase du cycle

Il s'agit d'une hyperactivité ovarienne. La cause est plutôt d'origine centrale par une hyperstimulation ovarienne.

Raccourcissement de la seconde phase du cycle

La réponse ovarienne tarde. La cause est plutôt d'origine locale plus particulièrement ovarienne (l'ovaire et sa vascularisation dans l'aide-mémoire). Cette situation se rencontre souvent en début et fin d'activité génitale. Au début, le système nerveux central FSH et surtout LH, devant la disparition d'un rétro-contrôle estro-progestatif (dysfonction ovarienne ou immaturité ovarienne), donne une réponse insuffisante ou inexistante.

Cycle anovulatoire

Les ovaires ne répondent pas. Les causes sont centrales ou locales, ou les deux.

Les cycles longs

En général, un cycle est long au-delà de 32 jours.

Allongement de la première phase du cycle avec une phase lutéale normale

Le plateau lutéal est de 12 à 14 jours et l'ovulation tardive, vers le 20e jour. Nous devons penser plutôt à une dysfonction crânienne avec une hyperactivité centrale. L'ovaire, par manque de stimulation centrale, tarde à ovuler mais sa réponse est bonne puisqu'il y a une ovulation et un plateau thermique de bonne qualité.

Allongement de la première phase du cycle avec une phase lutéale insuffisante

Dans le cas d'un plateau court et d'une ovulation très tardive, au-delà du 25e jour, il s'agit plutôt d'un problème local. L'ovaire a du mal à répondre à la stimulation centrale et met en place un corps jaune de mauvaise qualité.

Allongements irréguliers du cycle

Le cycle est long mais les règles surviennent d'une façon anarchique. Ces allongements sont dus à des troubles de maturation folliculaire associés à une dysfonction de l'axe hypothalamo-hypophyso-ovarien, et s'accompagnent d'une augmentation de LH et d'une hyperandrogénie ovarienne (dystrophie ovarienne macropolykystique).

La courbe de température

C'est un examen facile à exécuter et non douloureux. Il donne de nombreuses indications dans les troubles du cycle. La variation de la température nous renseigne sur, le jour de l'ovulation, la durée de la première et seconde phase ou sur l'existence ou la non-existence d'une ovulation. Cet examen nous permet de suspecter plutôt une cause centrale qu'une cause locale, en sachant que la mobilité de la structure (centrale ou locale) reste déterminante pour définir la dysfonction.

Le traitement des anomalies du rythme menstruel

Les causes centrales

Tests et correction :
- rechercher une compression membraneuse de C0/C1,
- sinus caverneux,
- du pré-post sphénoïde,
- stimulation hypothalamo-hypophysaire,
- lésion de la SSB (symphyse sphéno-basilaire),

- temporaux,
- une dysfonction de C2 en rapport avec le ganglion cervical supérieur,
- une dysfonction montante C2 sous C1 (loi de Martin Dale),
- une dysfonction descendante C2/C3 (loi de Martin Dale),
- dysfonction C7 jusqu'à D3 (K3) bilatérale (émergence orthosympathique responsable de la vasomotricité crânienne),
- tester le crâne à la recherche d'une dysfonction membraneuse,
- rechercher une dysfonction osseuse sphéno-basilaire ou sphéno-ethmoïdale (le plus souvent), ou membraneuse.

Les causes locales

Tests et correction :
- la mobilité de l'ovaire,
- La mobilité de l'utérus,
- la tension des lames sacro-recto-génito-pubiennes,
- la mobilité de la vessie,
- la mobilité des intestins (surtout dans un schéma d'entéroptose),
- le grêle, les anses iléales et la valvule iléo-cæcale,
- le cadre osseux,
- le traitement des cicatrices locales,
- le foie,
- le diaphragme.

La puberté

L'âge du début de la puberté se situe aux alentours de 10 ans. La puberté se caractérise par l'apparition de poils pubiens et axillaires ainsi que par un développement de la glande mammaire (dans 50 % des cas). L'apparition des premières règles se situe dans les deux années qui suivent les premiers signes pubertaires (12-13 ans). Ces chiffres peuvent être modifiés en fonction de l'ethnie, du milieu socio-économique.

Puberté précoce

Les signes de caractères sexuels secondaires apparaissent avant 8 ans. La puberté précoce est décrite dans les cas suivants :
- Causes neurologiques entraînant une hypertension crânienne.
- Gliome du chiasma.

- Maladie de Recklinghausen.
- Pathologie tumorale hypothalamique du troisième ventricule.
- Séquelles d'inflammation (encéphalite, méningite) et hydrocéphalie.
- Syndrome de Mac Cune-Albright, combinaison d'une dysplasie osseuse, de lésions cutanées, d'hyperthyroïdie et d'une dystrophie ovarienne.
- Hypothyroïdie.
- Tumeurs ovariennes.
- Tumeurs surrénaliennes.

Mais, très souvent et heureusement, de telles pathologies ne sont pas retrouvées, par contre, il existe toujours une compression de membrane ou de la symphyse sphénobasilaire induite souvent par un choc sur le nez ou le nasion.

Retard pubertaire

C'est l'absence de signes de caractères sexuels secondaires après 15 ans.

- Sont exclus les caryotypes anormaux, le syndrome de Turner (X0), les testicules féminisants (apparence d'une femme avec un caryotype (XY).
- Sont aussi exclues les atteintes hypothalomo-hypophysaires, les tumeurs.
- Certaines séquelles de souffrance fœtale, de prématurité, d'hypotrophie feront l'objet d'un traitement ostéopathique.

Une fois les causes organiques éliminées, un bilan ostéopathique crânien s'impose. On retrouve dans de nombreux cas un choc frontal avec une restriction de la fente ethmoïdale, de l'ethmoïde et une compression membraneuse.

Tests et corrections :
- Frontal.
- Ethmoïde et fente ethmoïdale.
- Suture fronto-nasale.
- Os propres du nez et branche montante du maxillaire supérieur.
- Suture métopique.
- Malaire.
- Sphénoïde.
- Palatin.

La préménopause

Cette période correspond à une diminution de progestérone. Le nombre de follicules primordiaux pouvant être stimulés arrivant à épuisement, la plupart des cycles de la période de préménopause sont anovulatoires. La progestérone n'est plus fabriquée. La conséquence est :

- pas d'effet anti-estrogénique, l'endomètre reste en phase proliférative et non sécrétoire,
- pas d'effet anti-androgénique (pilosité), inconstant.

Nous avons donc une hyperestrogénie relative qui peut favoriser un cancer de la glande mammaire, mais aussi un carcinome de l'endomètre. Moins graves mais de manière relativement fréquente, on retrouve les troubles suivants : des tensions mammaires, des mastoses, des ovaires polykystiques, des fibromes, des raccourcissements du cycle, des ménorragies, des syndromes prémenstruels, une prise de poids (hydrique et augmentation de l'appétit), une anxiété et une irritabilité juste avant les règles. Cette période peut s'étendre entre 45 et 50 ans.

La courbe de température nous permettra d'objectiver le trouble du cycle (anovulation, dysovulation).

Plus les signes de la préménopause apparaissent tôt, plus il faut soupçonner un trouble du cycle.

Les causes

Nous sommes dans une physiologie normale de fin de cycle, il faut donc que le corps accepte dans un premier temps ce sevrage en progestérone. Il faut toutefois différencier les anomalies du rythme du cycle, d'une préménopause vraie. Le diagnostic différentiel se fera sur l'accumulation des signes cliniques et selon l'âge de la patiente. L'ostéopathie reste une aide efficace pour le traitement du trouble du cycle ou des effets secondaires de la préménopause. Il faut impérativement optimiser la mobilité locale et centrale.

Le traitement

Traitement général

- Traiter les troubles du cycle.
- Traiter la congestion locale et générale.
- Dysfonctions des viscères, y compris le cadre colique et le grêle.
- Dysfonction diaphragmatique.

Traitement local
- Dysfonctions ovariennes et ligamentaires.
- Dysfonctions utérines et ligamentaires.
- Dysfonction du plancher pelvien et périnéal antérieur.

Traitement central
- Les dysfonctions de la SSB.
- Les membranes.
- La tente hypophysaire.

La ménopause

Elle correspond à l'arrêt définitif des menstruations. La disparition des menstruations ne signe pas toujours une ménopause confirmée. Une contraception reste utile dans les 18 à 24 mois qui suivent l'arrêt des règles. Après la disparition de la progestérone, c'est l'estrogène qui va faire défaut, surtout les 17-ß-estradiol (dix fois moins qu'en phase folliculaire). Le taux de gonadotrophine par contre s'élève, surtout FSH et d'une manière moins importante LH. L'ovaire continue de fabriquer des androgènes, il apparaît alors une hyperandrogénie relative car les estrogènes et la progestérone ne freinent plus leur fabrication.

Les manifestations liées à la privation d'estrogène

- Bouffées de chaleur, phénomènes vasomoteurs en général de la partie supérieure du corps accompagnés de sueurs froides plus ou moins abondantes et plutôt nocturnes. Ces symptômes sont imprévisibles et peuvent durer plusieurs années. Il s'agit surtout d'une irritabilité du système sympathique responsable d'une instabilité vasomotrice induite par le sevrage d'estrogène. Cette irritabilité n'est pas constante puisqu'elle ne se retrouve pas chez toutes les femmes.
- Atrophie des trompes.
- Involution de l'utérus mais aussi des fibromes.
- Le vagin perd de son élasticité, il peut évoluer vers une sécheresse vaginale si certaines fonctions ne sont pas maintenues. Des infections vaginales peuvent alors apparaître. Les bacilles Doderleïn disparaissent faute d'imprégnation estro-progestative de la muqueuse vaginale.
- Les seins involuent et se dépigmentent.
- La peau s'assèche.

- Trouble de l'émotivité, fatigabilité, insomnie.
- Pollakiurie due au sevrage en estrogène (il existe des récepteurs estrogéniques dans la muqueuse vésicale).

Les causes

Elles sont physiologiques comme pour la préménopause. Il s'agit cette fois d'un sevrage en estrogène. Le corps doit petit à petit s'adapter. L'ostéopathie est une aide précieuse car elle agit aussi bien sur les symptômes (bouffées de chaleur) que sur le déséquilibre neurovégétatif.

Des techniques spécifiques neurovégétatives seront utilisées.

Ménopause prématurée

Dans certains cas génétiques, suite à une radiothérapie, à une intoxication, à une maladie auto-immune, il existe un épuisement ovarien vers l'âge de 30 ans. L'endoscopie avec biopsie ovarienne permet d'établir le diagnostic différentiel entre une vraie ménopause et une aménorrhée.

L'ablation des ovaires pour raison médicale provoque une ménopause.

Le traitement général de la ménopause

- Dysfonctions ovariennes et ligamentaires.
- Dysfonctions utérines et ligamentaires.
- Dysfonctions des viscères, incluant le cadre colique et le grêle.
- Dysfonction diaphragmatique.
- Dysfonctions du plancher pelvien et périnéal antérieur.
- Congestion pelvienne active ou passive.
- Toutes dysfonctions de la SSB.
- Toutes dysfonctions membraneuses.
- Se méfier des prothèses dentaires mal adaptées et des lunettes correctives sur-corrigées, des doubles foyer et des demi-lunes.

Le traitement spécifique neurovégétatif de la ménopause

Suivant les symptomatologies, il s'agit surtout d'un traitement d'urgence mais pas de terrain.

Les bouffées de chaleur

- Traitement du muscle piriforme.
- Inhibition du sacrum.
- Si les bouffées de chaleur sont limitées à la figure, faire une inhibition de D3 et C2.
- Pour l'équilibre neurovégétatif : test et correction de C1-C2-C3 en rapport avec C7-D1-D2 et mise en équilibre des deux groupes.

Le traitement de fond

- Test et correction de C0-C1, C1-C2-C3.
- Stimulation de l'hypothalamo-hypophysaire et de la glande pinéale pour son action antigonadotrope.
- Test et correction des lames SRGP (action directe sur le plexus hypogastrique).
- Inhibition des nerfs sacrés.
- Inhibition de la symphyse.

Pathologies hormonales

Les syndromes prémenstruels

Ensemble de signes survenant d'une manière cyclique quelques jours avant les règles et disparaissant usuellement dès l'apparition des menstruations.

Les causes

Plusieurs explications :

- Un manque de progestérone ou une hyperfolliculinie relative.
- L'augmentation de la perméabilité vasculaire et lymphatique (avec un rein normal).
- Une perturbation de la sécrétion minéralo-corticoïde particulièrement l'aldostérone (ayant un rôle sur la réabsorption du sodium et l'excrétion du potassium pour certains auteurs). L'augmentation de l'aldostérone pouvant être due à une diminution plasmatique (augmentation des capillaires en période prémenstruelle). Sachant que la progestérone endogène agit comme un antagoniste naturel de l'aldostérone, le syndrome prémenstruel serait un déséquilibre progestérone/aldostérone.
- Une hyperprolactinémie prémenstruelle (sur ce sujet les diverses études sont contradictoires).
- Une augmentation des prostaglandines (PGF2 et PGE2) dans les syndromes prémenstruels.
- Une libération importante d'endorphine en phase lutéale qui serait responsable des troubles neuro-endocriniens en cas de sécrétion excessive.
- Des troubles métaboliques ; par exemple dans le cas d'une hypoglycémie, il y a augmentation des syndromes prémenstruels.
- Un déficit en vitamines B6, B3 et en zinc.

À noter, dans les syndromes prémenstruels, il est souvent retrouvé, une interruption volontaire de grossesse (IVG), des infections génitales et certains accouchements difficiles. Ces traumatismes ont une action directe sur la mobilité utérine et la sphère pelvienne dans son ensemble, et altèrent sa vascularisation. Nous trouvons donc des muqueuses utérines de mauvaise qualité, souvent une absence d'ovulation et toujours une congestion pelvienne d'origine mécanique, créant un ralentissement cranio-sacré accompagné d'une dystonie du système neurovégétatif.

Les signes

Pesanteur abdomino-pelvienne

Liée quelquefois à des troubles digestifs, tels que des ballonnements, des troubles du transit.

Une congestion pelvienne avec tous les signes qui l'accompagnent, c'est-à-dire, tension mammaire, prise de poids pouvant atteindre plusieurs kilos, aggravation des sensations de pesanteur et de brûlures dans les membres inférieurs, augmentation des varices et apparition d'œdème.

Tension mammaire

Une mastodynie qui met en évidence de nombreux nodules de taille variable.

Manifestation neurovégétative

- Des palpitations.
- Des colites spasmodiques, des troubles du transit (diarrhée ou constipation).
- Des picotements de la gorge.
- Des troubles urinaires tel que la cystalgie, sans notion infectieuse.
- Des céphalées cataméniales. Elles s'expliquent par un ralentissement du rythme mécanique respiratoire primaire avec prépondérance parasympathique : il est souvent retrouvé des dysfonctions somatiques au niveau du segment C2 sur son contingent parasympathique.

Modifications psychiques

Des troubles du comportement (grande émotivité, tendances dépressives ou suicidaires, forte agressivité) qui peuvent expliquer une hyper-parasympathicotonie souvent accompagnée d'une hypo-sympathicotonie. La patiente a du mal à s'adapter au stress, ce qui provoque son agressivité.

Le traitement

Approche générale

Il est souhaitable de tester et traiter toutes les dysfonctions :
- Les iliaques.
- Le sacrum.
- La symphyse.
- L5/S1.
- D12/L1, L1/L2.
- La mobilité utérine, en effet dans l'insuffisance en progestérone, la phase proliférative sous l'influence de l'estrogène n'est pas freinée. La muqueuse utérine augmente donc de volume (objectivée échographiquement).
- L'ovaire.
- Tests et corrections des lames SRPG.
- La vessie.
- Le grêle, le cadre colique surtout le caecum et le sigmoïde.
- Le diaphragme pelvien.
- Les troubles du cycle (voir chapitre précédent).

Approche neurovégétative

Les syndromes prémenstruels sont caractérisés par un état de ralentissement, de stockage et de parasympathicotonie, avec stase générale et souvent vasodilatation du système circulatoire pelvien. Dans la plupart des cas, il est retrouvé un bassin rigide, un sacrum ralenti, les charnières D12/L1 et L5/S1 en dysfonction. Ce ralentissement ou perte de mobilité provoque ou favorise une stimulation du parasympathique.

La dystonie neurovégétative se traduit par un ralentissement locorégional ou régional avec une dominance du parasympathique, se manifestant par un gonflement, une rétention d'eau, une dépression, une agressivité réactionnelle avec de temps en temps un flash d'orthosympathique réactionnel qui donne des palpitations, des bouffées de chaleur.

Nous recherchons dans ces cas la dystonie neurovégétative impliquée.
- Une hyper-parasympathicotonie.
- L'hypo-orthosympathicotonie.
- Un ensemble hyper-parasympathicotonie et hypo-orthosympathicotonie.

Pour le traitement des céphalées cataméniales :

- Vérifier la tension des membranes réciproques en insistant surtout sur la partie antérieure (moitié antérieure de la faux du cerveau et l'insertion antérieure au niveau de la Crista-Galli).
- Terminer par un lift frontal ou pariétal suivant l'indication.

Dysménorrhée

Syndrome douloureux accompagnant les menstruations. Ces douleurs s'appellent : avant les règles, une dysménorrhée prémenstruelle, au début du flux, une dysménorrhée protoméniale et, en fin de menstruation, une dysménorrhée téléméniale.

On appelle « dysménorrhées primaires » celles qui surviennent dès les premières règles et « les dysménorrhées secondaires » celles qui apparaissent après une période de règles non douloureuses.

Le traitement ostéopathique est une aide précieuse en dehors de toutes les pathologies utéro-annexielles de structure telles que malformation du col, malformation utérine, synéchies.

L'intérêt de l'amnanèse

Elle permet de connaître :

- le siège,
- le moment de la douleur, avant, pendant, après le flux,
- la durée,
- l'importance du flux,

Les causes

Les causes mécaniques

Le spasme du col

C'est une dysménorrhée qui apparaît en même temps que l'arrivée du flux sanguin. Le col ne s'ouvre pas ou mal. Les forces contractiles du corps se répartissent mal. Nous recherchons alors une dysfonction du corps (rétroversion, rétroflexion, hyper-antéflexion ou hyper-antéversion, rotation ou inclinaison du corps par rapport au col) ou du col (rotation, inclinaison, antérieur ou postérieur) ou encore un trouble du cycle accompagné d'une mauvaise imprégnation hormonale et un col qui s'ouvre mal ou qui est trop sollicité. Un exemple : dans le cas d'une insuffisance en progestérone, l'action de l'estrogène n'est pas freinée, la muqueuse utérine est trop épaisse et l'évacuation massive provoque un spasme du col utérin.

Les séquelles infectieuses

Elles fixent l'utérus et réduisent sa mobilité. La qualité de la contraction du corps utérin est altérée. Il s'agit la plupart du temps de dysménorrhée protoméniale.

Les endométrioses

En plus du fait que le tissu atteint saigne en même temps que le flux sanguin, l'endométriose est aussi à l'origine d'un grand nombre d'adhérences qui fixent l'utérus. Ce sont très souvent des dysménorrhées téléméniales du 2e ou 3e jour des règles.

Le stérilet

Il représente un obstacle mécanique qui freine ou immobilise l'utérus ce qui entraîne une dysménorrhée généralement protoméniale ou prémenstruelle.

La congestion pelvienne veineuse

Une congestion passive est souvent l'origine de dysménorrhée. L'œdème périphérique utérin tant lymphatique que veineux est responsable d'une restriction de mobilité utérine.

L'ischémie locale utérine

Trouble vasomoteur d'origine orthosympathique entraînant une vasoconstriction artériolaire et une ischémie qui à son tour sollicite une décharge de prostaglandine qui ferme le col.

Le traitement

Mécanique

Toutes les restrictions de mobilité du cadre osseux, des organes pelviens et des viscères sus-jacents pouvant influencer la mobilité utérine.

Congestion veineuse

Ne pas oublier le système particulier des plexus veineux.

Tester et traiter :
- La mobilité du cadre osseux.
- Le viscéral pelvien et sus-jacent.
- Le diaphragme pelvien.
- Technique de stimulation lymphatique inférieur.
- Foie.
- Le diaphragme thoracique

Les troubles vasomoteurs

Tester et traiter :
- les charnières D11/D12/L1/L2, L5/S1,
- la mobilité sacrée et iliaque,
- la symphyse pubienne,
- les dysfonctions de la SSB au niveau central.

Traitement d'urgence

Viscéro-sensitif :
- Inhibition de D9 et D10 jusqu'à cessation de la douleur,
- Inhibition de L5/S1.

Mastodynie bénigne

Affection bénigne du sein développée dans un contexte hormonal particulier, en général une insuffisance en progestérone.

La palpation du sein met en évidence :
- soit un nodule arrondi bien délimité,
- soit des placards de structures diverses avec des ganglions aux aisselles et au niveau cervical,
- il peut exister un écoulement au mamelon.

Un bilan mammographique et échographique établit un diagnostic différentiel.

Les mastopathies bénignes, sont très courantes, invalidantes pour les patientes.

Les causes

- Troubles du cycle.
- Congestion passive (veine).

- Congestion active (artère).
- Dysfonctions des côtes.
- Perturbation de la circulation lymphatique.

Test et traitement ostéopathique

En préliminaire, effectuer les corrections vertébrales et costales, ensuite :

- Rechercher et traiter les troubles du cycle responsable de la mastopathie.
- Traiter la congestion passive.
- Traiter la congestion active.
- Libérer le diaphragme.
- Traiter le plexus solaire.
- Tester et corriger C0/C1/C2 ou C1/C2/C3 si groupe de Martin Dale.
- Test et correction des clavicules.
- Articulation de C6/C7, C7/D1, D1/D2 suivie d'une inhibition entre C5/C6.
- Pratiquer la petite pompe lymphatique.
- Tester et traiter les membranes crâniennes.
- Stimulation de l'hypophyse.
- Relancer la circulation lymphatique.

Dystrophie ovarienne macropolykystique

Un ovaire dystrophique est un ovaire ayant augmenté de volume. Il est douloureux la plupart du temps au moment de l'ovulation et pendant la période prémenstruelle. Il est à différencier du syndrome de Stein-Leventhal qui est une dystrophie micropolykystique dont l'examen est non douloureux.

L'ovaire présente au sein de son parenchyme des follicules à différents stades de maturité. Cette dystrophie est généralement liée à un dysfonctionnement de l'axe hypothalamo-hypophyso-ovarien et associée à une hyperandrogénie générale.

Sur le plan clinique

Cette pathologie ovarienne est souvent accompagnée de cycles irréguliers plutôt longs, de dysménorrhée, de dyspareunie. L'utérus est généralement rétroversé (entraîné par le poids des ovaires). Les ovaires sont asymétriques, gros et bosselés.

Il est intéressant de pratiquer un T.V en période prémenstruelle et de noter l'exagération des signes puis en période post-menstruelle (où les ovaires sont de taille subnormale) où l'examen redevient non ou moins douloureux.

Les causes

Cette dystrophie ovarienne est rencontrée dans des antécédents de séquelles d'infection génitale ou suite à une intervention chirurgicale au niveau du petit bassin. De nombreuses adhérences immobilisent l'ovaire totalement.

Elle est aussi retrouvée dans des situations de surmenage, de problème professionnel ou personnel, de choc émotionnel. Le stress en effet augmente la sécrétion de prolactine. Cette hyperprolactinémie latente (définie ainsi par un taux de prolactine normal le jour, augmenté la nuit) entraîne une insuffisance en progestérone. La progestérone ne participe plus à la maturation du follicule et n'assure plus son rôle anti-androgène et antiprolactine. L'androgénie (d'origine ovarienne) qui en découle engendre un hirsutisme et une obésité, ces signes heureusement ne sont pas constants.

Pendant la puberté et la préménopause, qui sont des phases physiologiques et transitoires d'insuffisance lutéale, le problème d'ovaire macropolykystique est fréquent.

À savoir : de nombreux agents pharmacologiques induisent une augmentation de la prolactininémie (certains agissent par inhibition des récepteurs dopaminergiques).

Mais ne pas oublier qu'une hyperprolactinémie peut avoir d'autres origines comme un adénome hypophysaire, une hypothyroïdie (déficit en T3-T4) ou, simplement, le stress.

Au niveau paraclinique

La courbe de température peut être ovulatoire ou anovulatoire.

LH augmente, FSH est normale ou inférieure, les estrogènes E1 (estrone) augmentent, E2 (estradiol) sont normales.

Les androgènes ovariens augmentent, les androgènes surrénaliens sont normaux ou augmentés.

Le traitement ostéopathique

L'équilibre de l'ovaire dépend d'un équilibre de tension du ligament suspenseur de l'ovaire et de l'utérus.

Avant de tester et traiter l'ovaire.

Nous devons traiter :

- Le cadre osseux.
- Les restrictions de mobilité des organes voisins (comme l'utérus par exemple).

Dans les séquelles post-infectieuses ou post-chirurgicales, les réponses des tests sont aphysiologiques. Les axes de mobilité ne seront pas retrouvés. Dans ce cas, seul un examen méthodique et rigoureux de mobilisation de l'ovaire par rapport à tous ses organes voisins est efficace. En effet, l'ovaire peut être « captif » sous la trompe, contre l'utérus ou dans le péritoine loin de son site.

Traitement local

Tester et traiter :
- Le ligament lombo-ovarien.
- L'ovaire par rapport à l'utérus et la trompe.
- L'ovaire droit par rapport au cæcum.
- L'ovaire gauche par rapport au sigmoïde.
- Les dysfonctions aphysiologiques par rapport à l'utérus, à la trompe, au sigmoïde, au cæcum, à la vessie, aux intestins (côlons, grêle, racine du mésentère), aux séquelles d'appendicectomie, de césarienne, d'ovariectomie partielle et de cœlioscopie.

Traitement général

- Le cadre osseux.
- Les lames sacro-recto-génito-pubiennes.
- L2/L3.
- D12/L1.
- Côlon ascendant, côlon transverse, côlon descendant, racine du mésentère.
- Diaphragme.
- Foie.
- Thyroïde et loge antérieure du cou.

Traitement central

- Correction de toutes les dysfonctions de la SSB.
- Tension de membranes réciproques.
- Tente de l'hypophyse.
- Frontal, ethmoïde.

Traitement neurovégétatif
- CV4.
- C7/D1.
- Correction du plexus solaire.
- Stimulation lymphatique inférieure.
- Grande pompe lymphatique.

Fibromes

Le fibrome ou myome utérin est une tumeur bénigne encapsulée dans un tissu conjonctif aux dépens du myomètre.

Il existe plusieurs localisations :
- Les fibromes sous-séreux ; ils sont situés à l'extérieur de l'utérus sous le feuillet péritonéal ; certains sont pédiculés.
- Les fibromes interstitiels ; ils se développent à l'intérieur du myome.
- Les fibromes sous-muqueux ; ils soulèvent l'endomètre et s'agrandissent dans la cavité utérine.
- Les fibromes intercavitaires pédiculés ; ils augmentent de volume dans la cavité utérine et peuvent être accouchés par le col.

Attention, il existe aussi une association entre fibrome et endométriose ce qui rend difficile le traitement.

Causes

Les causes mécaniques et hormonales sont liées ou découlent l'une de l'autre.

Mécaniques

Une restriction de mobilité de l'utérus fixée pendant de nombreuses années demande aux organes périphériques de s'adapter. Il apparaît alors des lombalgies chroniques par exemple ou des lourdeurs, des œdèmes, des varices des membres inférieurs, une constipation. Il s'installe un tableau de congestion pelvienne. La qualité fonctionnelle de l'utérus et de ses annexes se détériore peu à peu. Des troubles du cycle se mettent en place ou aggravent le tableau clinique. Dans même temps, l'utérus absorbe une mise en tension anormale. L'adéquation devient de plus en plus difficile. Le myomètre réagit en créant une structure de compensation, le fibrome. La localisation de cette structure fibrosée et encapsulée par un tissu conjonctif dépend de la situation de la restriction de mobilité.

Hormonales

Le manque de progestérone, réelle ou relative, est une autre origine des fibromes. Il semble que son action anti-estrogène soit primordiale. En effet, elle permettrait la synthèse des catéchol-estrogènes (des anti-estrogènes) qui seraient des agents anti-tumoraux. Il faut savoir cependant que l'administration de progestérone ne fait pas régresser les fibromes. Ce qui plaide en faveur d'une dysfonction mécanique primaire.

Les conséquences

- Des ménorragies.
- Hormis le fibrome sous-séreux, les fibromes troublent la formation de l'endomètre. Conséquence directe : une muqueuse qui saigne abondamment et longtemps, particulièrement dans le cas des fibromes sous-muqueux ou intercavitaires. L'utérus fibromateux se contracte mal, ce qui perturbe l'hémostase mécanique au moment des règles.
- Dysménorrhée.
- La contraction du myomètre est gênée, le col s'ouvre mal, l'expulsion des menstruations est entravée.
- La congestion pelvienne.
- Suivant la localisation et le volume du fibrome, l'incidence sur les organes pelviens périphériques est plus ou moins importante. Cela peut aller d'une simple sensation de pesanteur aggravée au moment des règles à de réels problèmes de retour veineux avec mise en place de varices au niveau des membres inférieurs ou de la vulve.
- Des perturbations vésicales.
- Le poids d'un utérus fibromateux perturbe la statique pelvienne et peut comprimer la vessie. Il est responsable de pollakiurie, de fuites urinaires.
- Une constipation.
- Elle est aggravée avant les règles en général (améliorée dès que les règles surviennent), des hémorroïdes peuvent se manifester.
- Une perturbation rénale.
- Plus grave, le fibrome compresse l'uretère à bas bruit. L'évacuation de l'urine se fait plus ou moins bien et une dilatation urétéro-pyélo-calicielle s'installe.

Le diagnostic

Un utérus fibromateux est non douloureux, ce sont les adaptations périphériques qui gênent. Lors d'une palpation abdominale, une masse régulière arrondie ou bosselée non élastique peut être révélée faisant suspecter un fibrome. Un toucher vaginal plus précis nous permet de connaître la localisation de cette masse, si elle se situe dans l'utérus, pédiculé à l'utérus, son volume et sa consistance. À noter qu'il est difficile par un simple toucher vaginal d'objectiver un fibrome sous-séreux pédiculé, un examen échographique est nécessaire.

Le traitement ostéopathique

Il est bien évident que la probabilité d'efficacité est augmentée si la dysfonction utérine est traitée le plus tôt possible. N'attendons pas d'un traitement ostéopathique une régression spectaculaire d'un utérus fibromateux, ce n'est pas l'objectif d'un tel traitement. En revanche redonner de la mobilité à l'utérus pour qu'il retrouve ses fonctions et qu'il ne comprime plus les organes périphériques est de notre ressort.

Une chirurgie castratrice n'est envisageable que dans de rares cas.

Traitement local

Tester et traiter les restrictions de mobilités :
- Les dysfonctions utérines.
- Les dysfonctions ovariennes.
- La tension des lames sacro-recto-génito-pubiennes.
- Les dysfonctions du plancher pelvien et du périnée.
Les adaptations périphériques :
- Les dysfonctions de la vessie.
- Les uretères.
- Les reins.
- Les dysfonctions du cadre colique, la racine du mésentère.
- Les dysfonctions du cadre osseux.

Test et traitement général

Surtout pour les troubles du cycle.

- C0/C1.
- C2.
- C1/C2/C3 selon les lois de Martin Dale.

- Toutes les dysfonctions de la SSB.
- Les membranes crâniennes.
- Les sinus caverneux.
- Pré-post sphénoïde.
- Stimulation hypothalomo-hypophysaire.

Traitement neurovégétatif
- Technique d'urgence pour hémorragie basse.

Dystrophie du col

Nous ne citerons que les principales dystrophies du col.

Les différentes formes

Ectropion

C'est une éversion de l'épithélium de l'endocol sur l'exocol. C'est une affection très fréquente chez la femme entre la puberté et la ménopause. La complication est une surinfection. En général, la cicatrisation se fait spontanément.

Les kystes ou œufs de Naboth

Ils sont la résultante de cicatrisation d'ectropions, ils sont souvent le signe d'une hyper-estrogénie relative.

Polype de col

Deux origines : muqueux, aux dépens de l'épithélium glandulaire du col ; fibreux, provenant de la musculeuse utérine.

Les causes

Ostéopathiquement, on les retrouve dans les restrictions de mobilité du col, de l'utérus et dans les troubles du cycle.

Le traitement

Tests et corrections :
- des dysfonctions du col,
- des dysfonctions utérines,
- le système viscéral périphérique,
- Le diaphragme pelvien.

Sur un plan général
- Traitement des troubles du cycle.

L'endométriose externe et l'adénomyose

L'endométriose externe

L'endomètre et le chorion cytogène se fixent en dehors de leurs sites d'origine. L'endométriose externe se retrouve aussi bien au niveau des ovaires que du péritoine et des ligaments utérins (plus particulièrement les ligaments utéro-sacrés). Cette affection touche en général des femmes entre 20 et 30 ans.

L'adénomyose

C'est la fixation de l'endomètre et du chorion cytogène dans le myomètre. Cette affection atteint plutôt des femmes en phase pré-ménopausique ayant eu une intervention chirurgicale sur l'utérus dans un contexte de trouble du cycle (hyperestrogénie relative).

Les conséquences

- Douleurs pelviennes aggravées au moment des règles.
- Dysménorrhées téléméniales.
- Hémorragies utérines et péri-utérines (pour l'endométriose externe).
- Fixation de l'utérus par des systèmes d'adhérences dues à l'endométriose.

Les causes

- Les restrictions de mobilité favorisent une mauvaise vascularisation, une perte de fonction et un « affolement tissulaire » autorisant en dehors de son site la fixation d'un épithélium.
- Les troubles du cycle pour la jeune femme dans l'endométriose externe et pour la femme pré-ménopausée dans l'adénomyose.
- Les curetages et autres interventions dites bénignes comme la pose d'un stérilet, la pose de clips, les cœlioscopies exploratrices qui induisent des réactions tissulaires responsables de restrictions de mobilité utérine.
- De même, dans une certaine mesure, la prise d'estro-progestatif et les traitements de l'infertilité ne sont pas étrangers aux problèmes de cycle.

Le traitement ostéopathique

Traitement local

Tester et traiter toutes les restrictions de mobilité du viscéral pelvien :
- Les dysfonctions utérines.
- Les dysfonctions ovariennes.
- Les dysfonctions des lames sacro-recto-génito-pubiennes.
- Les dysfonctions du plancher pelvien et du périnée.
- Les dysfonctions vésicales et rénales.

Traitement général

Surtout traiter les troubles du cycle.

Galactorrhée

Écoulement lacté des glandes mammaires. La galactorrhée est physiologique à la suite à d'un accouchement et pendant la lactation ; elle est anormale en dehors de cette période. Il est important de savoir que la glande mammaire devient sécrétoire en présence de cinq hormones (l'insuline, un corticostéroïde, les stéroïdes et la prolactine).

Causes

- La présence d'un adénome hypophysaire ou d'une autre tumeur hypophysaire.
- Des troubles de la sécrétion de la prolactine, (à noter qu'une hypersécrétion de prolactine ne donne pas toujours une galactorrhée).
- Certains médicaments qui stimulent la sécrétion de prolactine.
- Des pathologies ou des dysfonctions de la thyroïde.
- Une hyperestrogénie : les estradiols stimulent directement l'hypophyse pour la production de prolactine et inhibent l'activité du PIF.
- Certains troubles du cycle.
- Le stress (il augmente la production de prolactine).

Le traitement ostéopathique

Nous nous intéressons essentiellement aux galactorrhées non physiologiques et fonctionnelles.

Test et traitement central

- Des dysfonctions de la SSB.
- Des compressions membraneuses de C0/C1.
- Des dysfonctions membraneuses.
- Travail sur le sinus caverneux.
- Du pré et post-sphénoïde.
- Stimulation hypothalamo-hypophysaire.
- Des dysfonctions temporales.
- Des cervicales supérieures C1/C2.
- C7/D1.
- Des dorsales jusqu'à D3 avec les côtes associées.

Test et traitement local

- La loge viscérale du cou et de la thyroïde.
- Le diaphragme.
- Le foie.
- Les ovaires.
- Les dysfonctions utérines.
- Les dysfonctions du plancher pelvien.

Pathologie de la reproduction : l'infertilité

Il est d'usage de considérer qu'un couple est infertile lorsque, après un an de rapports sexuels réguliers, à raison d'au moins trois rapports par semaine, sans aucune méthode contraceptive, aucune grossesse ne survient. En France entre 7 et 10 % des couples consultent pour infertilité.

L'ostéopathie traite les infertilités fonctionnelles accompagnées d'aménorrhée primaire ou secondaire, de cycles ovulatoires ou non ovulatoires à l'exclusion des

- Stérilités tubaires dues aux salpingites, endométrioses, malformation de la trompe.
- Stérilités utérines dues aux endométrites, endométrioses, synéchies post-traumatiques, malformations utérines, hypoplasie utérine.
- Obstacles cervicaux, tels que les séquelles d'électrocoagulations abusives.
- Stérilités ovariennes, syndrome de Stein-Leventhal, atteintes diencéphalo-hypothalamo-hypophysaires.

En effet, ces pathologies doivent faire l'objet d'un traitement médical ou chirurgical avant d'envisager un traitement ostéopathique.

Les causes

Les causes centrales

Induites en grande partie par une perturbation de la circulation liquidienne (FSH RH et LH RH) entre l'hypothalamus et l'hypophyse par le système porte hypothalamo-hypophysaire

Elles ont plusieurs origines :

- Mécaniques : les restrictions de mobilité de la SSB, les dysfonctions de C0/C1 et de C1 sous C0, les dysfonctions intra-osseuses pré- et post-sphénoïde, les dysfonctions de l'ethmoïde particulièrement au niveau de

la fente ethmoïdale, les dysfonctions des frontaux, palatins, malaires, maxillaires supérieurs.
- Psychologique : l'incidence est surtout membraneuse. Nous utilisons toutes les techniques de libération membraneuse.

L'interrogatoire des femmes permet souvent de retrouver un choc frontal surtout au niveau de la suture fronto-nasale pendant la période de l'enfance. L'existence d'une hypersensibilité olfactive a été observée.

La courbe de température permet de suspecter une origine centrale (voir aide-mémoire, « les ovaires ») mais les tests de mobilité restent fondamentaux.

Les causes mécaniques ovariennes

La restriction de mobilité ovarienne primaire ou secondaire affecte les fonctions endocrine et exocrine.

La vascularisation de l'ovaire est double :
- Propre : les artères et veines ovariennes sont sous la dépendance du plexus solaire.
- Accessoire : les artères et veines utérines sont sous la dépendance des plexus hypogastriques.

Un examen minutieux permet de mettre en évidence selon le cas :
- Des origines vertébrales de T10 à L1 pour le système orthosympathique.
- Le trou déchiré postérieur, C0/C1/C2, diaphragme thoracique supérieur, diaphragme thoracique inférieur pour le X (parasympathique), pour le système neurovégétatif de l'ovaire.
- Pour le système accessoire (voir l'aide-mémoire « l'utérus »).
- Des origines mécaniques primaires ovariennes découlant d'un équilibre entre les ligaments suspenseurs ovariens, les ligaments utéro-ovariens, les ligaments tubo-ovariens et les ligaments reliant l'ovaire droit au caecum, l'ovaire gauche au sigmoïde et sa propre mobilité de bascule sur le mésovarium.
- Des origines mécaniques secondaires provoquées par des restrictions de la mobilité viscérale de l'utérus, de la vessie, du cadre intestinal, du grêle, des reins, du plancher pelvien ainsi que par des adhérences ou cicatrices péritonéales et des dysfonctions vertébrales.

Les causes mécaniques utérines

- Les origines vertébrales T12 à L2, les ganglions mésentériques supérieurs et inférieurs et, pour le système parasympathique S2 à S4, le sacrum, les articulations sacro-iliaques, les plexus hypogastriques.
- Dans les origines mécaniques utérines primaires, nous recherchons des dysfonctions utérines ; les latéro-déviations, anté-déviations, rétro-déviations, les dysfonctions du col par rapport au corps ou du corps par rapport au col, les dysfonctions des ligaments larges, ronds, utéro-sacrés. (Voir aide-mémoire « l'utérus »).
- Les origines mécaniques utérines secondaires ; les dysfonctions osseuses, le sacrum, les iliaques, la symphyse, le coccyx, les dysfonctions viscérales de la vessie, du cadre colique, de l'intestin grêle, du sigmoïde, du caecum et du plancher pelvien.

Les causes mécaniques du col

La muqueuse de l'endocol est structurée (l'arbre de vie) de telle façon que les spermatozoïdes peuvent grimper plus aisément dans le col par la glaire cervicale (fabriquée par l'endocol). L'information hormonale circulante modifie la muqueuse et la glaire. Le col doit être mobile et mobilisable pour assurer toutes les fonctions.

Porter un intérêt particulier au col cicatriciel, particulièrement après une déchirure ou une électrocoagulation.

Les causes tubaires

Situées sous les ligaments larges, elles subissent deux influences, l'une utérine pour la moitié interne et l'autre ovarienne pour la moitié externe. Leurs mobilités permettent entre autres aux cellules ciliées (intra-tubaires) d'être fonctionnelles et autorisent la migration de l'œuf et des spermatozoïdes dans la trompe.

Les causes diaphragmatiques

Les dysfonctions du diaphragme en inspiration ou en expiration sont responsables d'une compression unilatérale ou bilatérale des ovaires. La crispation diaphragmatique modifie la mobilité de T12 à L3. Cette restriction influe sur la chaîne sympathique et les plexus afférents. Les dysfonctions diaphragmatiques sont aussi responsables de dysfonctions viscérales sous-jacentes dont celle du foie, avec une incidence sur le retour veineux et sur le passage du canal thoracique dans la boutonnière aortique. Ainsi, toute restriction de mobilité du diaphragme entraîne un ralentissement lymphatique.

Les causes rénales

Certaines artères ovariennes ne naissent pas de l'aorte mais de l'artère rénale le plus souvent à gauche. Des dysfonctions du rein peuvent entraîner des troubles circulatoires sur les artères ovariennes mais aussi sur le système satellite artériel particulièrement les veines ovariennes gauches. Par ailleurs, même si l'artère prend naissance au niveau de l'aorte, dans sa partie rétro-péritonéale, ces artères peuvent être le siège de perturbations congestives par compression.

Les techniques

Au niveau central

- Techniques membraneuses.
- Tests et correction de la SSB.
- Test et correction de C0/C1 et de C1 sous C0.
- Technique pré- et post-sphénoïde.
- Test et correction des frontaux, de la fente ethmoïdale.
- Test et correction de l'ethmoïde.
- Test et correction des maxillaires supérieurs.
- Test et correction des malaires.
- Stimulation hypothalamo-hypophysaire.

Au niveau local

- Loge viscérale du cou avec une action spécifique sur la thyroïde.
- Techniques diaphragmatiques.
- Test et correction des dysfonctions du rein.
- Test et correction du cadre colique.
- Technique sur la racine du mésentère de l'intestin grêle.
- Test et correction ovarienne.
- Test et correction utérine.

- Test et correction des lames sacro-recto-génito-pubiennes.
- Test et correction du plancher pelvien.
- Test et correction de T10 à L2.
- Test et correction du sacrum, des iliaques et de la symphyse.

Au niveau neurovégétatif

- Si trouble de la vascularisation ovarienne par défaut, inhibition du système orthosympathique.
- Si trouble de stase, faire une stimulation de l'orthosympathique.
- Correction du plexus solaire.
- Traitement des tensions des 2e et 3e segments de l'aorte abdominale pour une vasomotricité artérielle ovarienne.
- C7/T1 en rapport avec L5/S1 par les lois de correspondance de Mac Conell.
- T3, vasomoteur général (nervi-vasorum).

Pathologies de la stase

Généralités

La régulation de la circulation est réalisée par la modification du diamètre des vaisseaux. Le tonus de base varie en fonction des facteurs locaux, des informations du système nerveux et du système hormonal. Les organes doivent être vascularisés quelle que soit la demande extérieure (course, repos…) et intérieure (hypertension, etc.). Les stases sont responsables d'un grand nombre de pathologies gynécologiques.

Commande neurovégétative du diamètre des vaisseaux

Sauf rare exception, elle est contrôlée par le système orthosympathique dont les récepteurs postsynaptiques ont une action sur les récepteurs $\alpha 1$ induisent une vasoconstriction artérielle et les récepteurs $\beta 2$ qui provoquent une vasodilatation artérielle. Pour le système veineux, les récepteurs α et β interviennent dans le débit de retour sanguin vers le cœur. Il existe en effet une voie vasodilatatrice cholinergique post-ganglionnaire orthosympathique. Attention, le système parasympathique a une action de vasodilatation directe au niveau des organes génitaux (érection) ainsi que dans certains vaisseaux de l'arachnoïde.

Les neuromédiateurs

L'adrénaline est vasodilatatrice à faible dose (récepteurs $\beta 2$) et vasoconstrictive à forte dose (récepteurs α).

La noradrénaline n'agit que sur les récepteurs α ; elle est essentiellement vasoconstrictive.

Congestion passive

La congestion pelvienne peut être la résultante d'un obstacle mécanique tel qu'un fibrome, une dystrophie ovarienne, qui seront traités plus spécifiquement.

Dans ce chapitre, nous parlons de la congestion pelvienne passive mise en place par une restriction de mobilité mécanique d'un ou de plusieurs éléments. Pour comprendre la congestion pelvienne, il est important de se souvenir de la circulation veineuse du petit bassin.

Ses particularités :

- de nombreuses anastomoses entre la circulation pelvienne et extra-pelvienne,
- la pauvreté ou l'absence de valvules,
- la pression des viscères abdominaux,
- la présence de plexus péri viscéraux.

Les anastomoses (les plus importantes)

Inter viscérales :
- Communication entre la vessie, l'utérus, l'ovaire, le vagin, le rectum par les veines vésico-vaginal, utéro-vaginal, utéro-ovarienne, recto-vaginale, pré-vésicale, pré-sacrale.

Avec les veines intra-pelviennes et extra-pelviennes, anastomose :
- entre la veine circonflexe iliaque profonde et la veine lombaire ascendante,
- entre la veine iliaque externe et la veine obturatrice,
- entre la veine iliaque externe et la veine rétro-pubienne.

Au niveau des membres inférieurs :
- veines glutéales, veines obturatrices et fémorales profondes.

Au niveau de la paroi abdominale :
- veines épigastriques inférieures et supérieures avec la thoracique interne (mammaire interne).

Au niveau du système porte :
- par l'intermédiaire des veines rectales, entre les hémorroïdales moyennes et inférieures avec l'hémorroïdale supérieure (système porte).

À la veine cave inférieure et aux veines rénales :
- par l'intermédiaire de la veine ovarique et la veine urétérale.

Les plexus veineux

- C'est un réseau veineux avec peu, voire pas, de valvules qui entourent les viscères.

Chez la femme, il existe 5 plexus :
- le plexus de Santorini autour de l'urètre, la veine honteuse interne fait suite dans sa partie antérieure, le plexus vésical, face latérale de la vessie,

PATHOLOGIES DE LA STASE

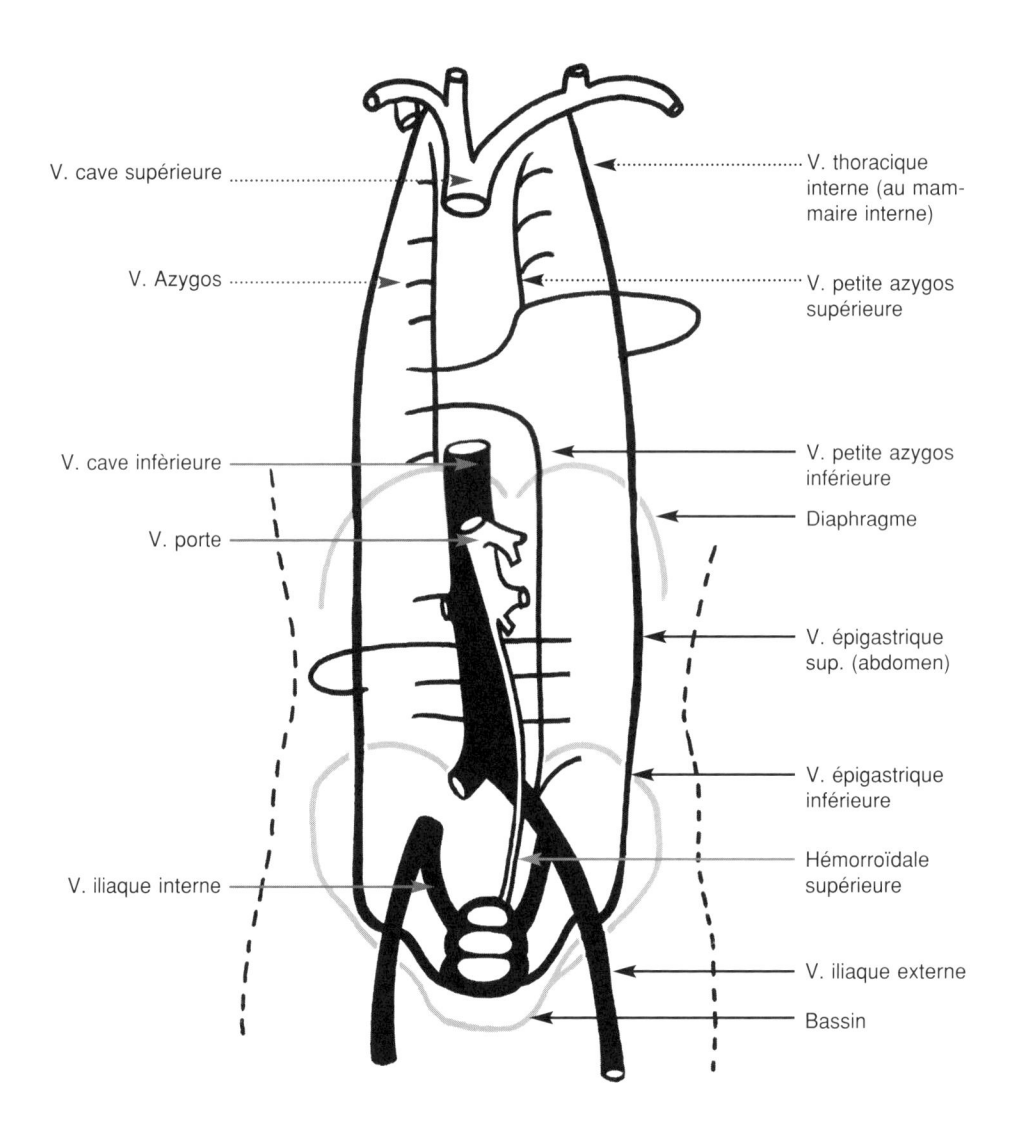

- V. cave supérieure
- V. thoracique interne (au mammaire interne)
- V. Azygos
- V. petite azygos supérieure
- V. cave infèrieure
- V. petite azygos inférieure
- V. porte
- Diaphragme
- V. épigastrique sup. (abdomen)
- V. épigastrique inférieure
- Hémorroïdale supérieure
- V. iliaque interne
- V. iliaque externe
- Bassin

Au niveau de l'abdomen, Veine épigastrique avec la veine thoracique.
Au niveau du système porte, veine hémorroïdale supérieure avec les veines hémorroïdales.
Au niveau vertébrale, veine lombaire ascendante avec veine sacrale.
Entre l'iliaque primitive et le système veineux rénal et la veine ovarienne avec la veine urétérale.

Anastomoses entre les veines pelviennes
et veines de la paroi abdominale

- le plexus vaginal,
- le plexus utérin, faces latérales pour les deux organes,
- le plexus hémorroïdal.

Les causes d'une congestion passive

Ces particularités d'anastomose entre les organes nous indiquent la voie ostéopathique. Nous comprenons aisément que la restriction de mobilité d'un viscère pelvien entraîne une stase dans un premier temps autour du viscère concerné puis peu à peu la congestion atteint les autres plexus périphériques.

Par exemple, une restriction de la mobilité de la vessie a une incidence sur la mobilité de l'utérus et des autres organes pelviens ce qui aggrave le problème de stase.

Dans les détails anatomiques déjà cités, nous avons pu constater qu'un certain nombre d'anastomoses relient le système veineux intra-pelvien et extra-pelvien.

Observons les anastomoses entre le plancher pelvien et les membres inférieurs.

La congestion pelvienne dans son processus d'envahissement vers les systèmes périphériques peut être à l'origine de varices vulvaires et de varices des membres inférieurs. Un kyste ovaire par exemple est souvent responsable de varices au niveau des membres inférieurs.

Traitons l'ovaire et il y a tout lieu de croire que la ou les varices du membre inférieur régresseront ou disparaîtront.

Les anastomoses entre les différentes veines hémorroïdales peuvent congestionner le système porte (ce qui est valable dans un sens peut l'être aussi dans l'autre).

En ce qui concerne la jonction entre le thorax et les viscères pelviens, il est intéressant de porter un intérêt plus particulier à l'anastomose entre la veine épigastrique inférieure et la veine thoracique interne.

Cette congestion mammaire se met en place à la fin de la seconde partie du cycle effectivement pendant le plateau lutéal. Mais, ostéopathiquement parlant c'est aussi le moment où l'utérus est le plus réduit dans sa mobilité. Sa muqueuse devient de plus en plus gorgée de sang. L'utérus est plus mou et plus lourd. Les organes périphériques sont eux aussi impliqués dans cette dysfonction particulièrement l'ovaire.

Les fonctions endocrine et exocrine de l'ovaire dépendent de cette mobilité. C'est en effet le sang qui transporte le message hormonal. Pour le sang veineux il transporte les hormones vers l'hypophyse pour assurer le rétro-contrôle.

La veine épigastrique prend naissance dans la veine iliaque externe puis devient la veine épigastrique supérieure qui s'anastomose avec la veine thoracique interne. Le drainage veineux du sein s'effectue pour une partie dans la veine thoracique profonde.

Une congestion du sein peut trouver son origine dans la stase veineuse du petit bassin pour deux raisons : la première est hormonale et nous la connaissons, la seconde est mécanique par les anastomoses précitées.

Les techniques utilisées

Test et correction :
- du bassin,
- des vertèbres lombaires et thoraciques,
- des côtes,
- du plancher pelvien,
- du diaphragme et de la partie antérieure de la fente de Larrey,
- de l'estomac et du petit épiploon,
- du cadre colique,
- de la mobilité du foie,
- de la racine du mésentère de l'intestin grêle,
- du sigmoïde et du caecum,
- du rein,
- de la vessie,
- des lames sacro-recto-génito-pubiennes,
- de l'utérus et de ses ligaments,
- de l'ovaire,
- la grande pompe lymphatique ou la petite pompe lymphatique.

Congestion pelvienne active

Ce type de congestion est provoqué et entretenu par un processus inflammatoire avec une vasodilatation et une hyperémie. Il est parfaitement illusoire de penser pouvoir agir sur cette congestion avant d'avoir éliminé la cause. Il faut donc retrouver l'origine de ce processus inflammatoire et le traiter. La compression du quatrième ventricule est indiquée après tout type de traitement anti-inflammatoire.

Le problème ne résulte pas d'un effet direct sur la voie orthosympathique mais d'un phénomène inflammatoire local, réaction de défense, libération d'histamine…

Il faut donc rechercher l'éventuelle dysfonction locale, la corriger puis stimuler la circulation lymphatique locale et régionale.

Pathologies de type mécanique

Les cicatrices

Définition

Marque laissée par une plaie ou une lésion au niveau de la peau ou de l'organe. Elle résulte d'un phénomène de réparation tissulaire par un tissu conjonctif dense et fibreux qui réunit solidement les brèches.

Au niveau gynécologique, elle est rencontrée dans tous les actes chirurgicaux : laparotomie, cœlioscopie, épisiotomie…

Cependant, la cicatrice n'est pas toujours visible. C'est pourquoi il est nécessaire de faire le point sur quelques techniques opératoires responsables de nombreuses dysfonctions ostéopathiques.

Les origines

L'épisiotomie

C'est une incision pratiquée au niveau du périnée antérieur au moment du dégagement de la présentation. Elle part de la commissure postérieure latérale de la vulve. L'incision est effectuée en bas et en dehors, intéressant les plans tissulaires : la peau, le muscle, la muqueuse. Elle est faite indifféremment à droite ou à gauche et mesure entre deux et quatre centimètres. La réfection est faite sur les trois plans, une suture sur la peau (ou quelquefois des agrafes), une suture sur le plan musculaire et une suture sur le plan muqueux.

L'inconvénient de cette technique est la traction exercée par les muscles bulbo-caverneux qui ne favorise pas toujours une réparation précise ni une cicatrisation de qualité.

La périnéotomie

C'est aussi une incision pratiquée au niveau du périnée antérieur au moment du dégagement de la présentation. Elle part de la commissure postérieure de la vulve, mais cette fois elle est médiane, c'est-à-dire au niveau du noyau central du périnée. Sa réfection s'effectue comme une épisiotomie ; elle est cependant plus facile et plus exacte.

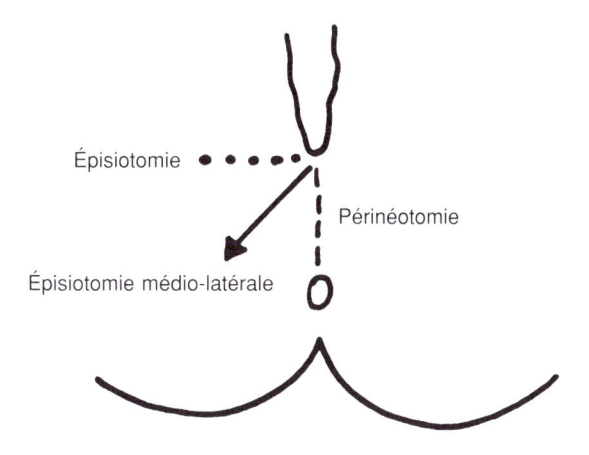

Cicatrices d'épisiotomies et périnéotomie

Les déchirures

Les déchirures incomplètes

Il est décrit trois degrés, un premier degré intéressant le plan cutané et le plan muqueux, le plan musculaire étant peu touché ; un deuxième degré où le muscle bulbo-caverneux est touché ainsi que la partie antérieure du noyau central et un troisième degré où tous les muscles du périnée antérieur s'insérant sur le noyau central sont touchés.

Les déchirures complètes

Tous les muscles s'insérant sur le noyau central sont atteints ainsi que le sphincter de l'anus.

Les déchirures complètes compliquées

À la déchirure complète s'ajoute la rupture de la muqueuse anale.

Les déchirures vulvaires

Ce sont des déchirures superficielles, hémorragiques, qui ne nécessitent pas de points en général et dont la cicatrisation ne pose pas de problème. Pourtant les déchirures vulvaires sont très souvent retrouvées dans les dyspareunies. Elles existent au niveau hyménéal pour les primipares, autour du clitoris, sur les petites lèvres.

Les déchirures obstétricales du vagin

Elles font suite aux déchirures basses, associées à celles du périnée ou des épisiotomies ou périnéotomies, dont la réfection se fait en même temps.

Quant aux déchirures hautes, elles intéressent les culs-de-sac vaginaux (retrouvées souvent après la pose de forceps). Une reprise chirurgicale est nécessaire. Attention, elles peuvent être associées à un hématome sous-péritonéal. Ces déchirures hautes sont retrouvées dans les dysfonctions du col qui est alors fixé par une bride latérale cicatricielle. Il existe, hélas, aussi des déchirures du vagin, non obstétricales, dans certains cas de viol par exemple et qui nécessitent un travail tissulaire qui soulève souvent des réactions émotionnelles importantes.

Les déchirures du col utérin

Elles se produisent lorsqu'une expulsion fœtale est réalisée sur un col qui n'est pas complètement dilaté. Elles sont aussi retrouvées après la pose de forceps. Ces déchirures s'accompagnent souvent de déchirures vaginales hautes dans les culs-de-sac latéraux.

La conisation

Dans le cas d'une cytologie suspecte, une partie du col est amputée. Il s'agit en général d'une partie de l'orifice externe du col.

La césarienne

La plus courante étant aujourd'hui l'incision de Pfannenstiel, nous ne décrirons que cette technique. Elle se déroule en plusieurs temps :
- incision transversale sous-ombilicale sus-pubienne,
- incision transversale aux ciseaux du péritoine,
- incision du segment inférieur en général transversale,
- extraction de l'enfant et du placenta,
- suture du segment inférieur,
- suture du péritoine,
- de l'aponévrose des muscles abdominaux,
- suture de la peau en trois plans.

L'hystérectomie

Incision de Pfannenstiel la plupart du temps, puis ablation de l'utérus et de ses annexes en fonction des indications telles que : un placenta accreta, un fibrome, une endométriose, un prolapsus, un cancer.

L'ovarectomie

Même déroulement que pour l'hystérectomie. La chaîne ganglionnaire lymphatique peut être enlevée dans certaines indications.

La cœlioscopie

La cœlioscopie est un examen qui permet d'observer les organes intra et sous-péritonéaux. Il se déroule en quatre phases :

- Mise en place d'un pneumopéritoine, par voie sus-ombilicale avec gaz carbonique (deux à trois litres).
- Introduction d'un trocart par une incision sous le bord inférieur de l'ombilic.
- Mise en place de l'optique du cœlioscope après avoir retiré le mandrin du trocart.
- Mise en place des palpateurs au niveau sous-ombilical afin de pouvoir mobiliser les organes viscéraux.

Il faut néanmoins savoir que le pneumopéritoine et la position de Trendelenburg peuvent entraîner des troubles cardiovasculaires graves au cours de l'intervention et que pour les éviter, une intubation est pratiquée.

Les séquelles cicatricielles des suites d'une cœlioscopie dépendent de l'indication de cet examen. Les conséquences seront différentes selon qu'il s'agit d'une salpingite, d'une grossesse extra-utérine, d'un kyste ovarien, d'une ligature des trompes, de la pose de clips dans le but d'une stérilisation tubaire ou de l'exploration des organes génitaux comme pour un bilan d'infertilité.

L'électrocoagulation du col

Traitement local consistant à cautériser une zone inflammatoire par un système électrique.

Le traitement

Que les cicatrices soient visibles ou non, elles sont toujours abordées de la même manière :

- Connaissance des plans d'incisions.
- Recherche de la qualité et de l'élasticité tissulaire.
- Recherche de l'existence d'adhérences.
- Mise en place d'une technique de correction tissulaire.

Les adhérences

Définition

Lésions post-inflammatoires au niveau de la surface de contact entre deux tissus. Elles sont responsables de nombreuses dysfonctions ostéopathiques.

Les origines

Post-chirurgicale

Toute intervention chirurgicale par voie haute (laparotomie, cœlioscopie) ou par voie basse (interruption de grossesse, curetage) peut entraîner des adhérences responsables d'algies chroniques du petit bassin.

Post-infectieuse

Ce type d'adhérence fait suite à une appendicite, une salpingite, une métrite, une cervicite ou des leucorrhées. L'infection au Chlamydia est le plus souvent retrouvée et donne de nombreuses adhérences.

L'endométriose

C'est une fixation de la muqueuse utérine en dehors de son site qui continue à se modifier au rythme des cycles et qui provoque des saignements. Cet état inflammatoire favorise les adhérences.

Le traitement

Il est utopique de considérer qu'un traitement ostéopathique va faire disparaître les adhérences. Il s'agit d'un problème de structure et, dans ce cas, nous espérons seulement retrouver le plus de mobilité possible. Beaucoup de patience et d'efforts sont demandés à la patiente pour un résultat quelquefois décevant.

Les algies pelviennes chroniques

Définition

Douleurs dont le siège est situé dans le pelvis. Elles sont dépendantes ou indépendantes du cycle dans leurs aggravations. Elles se révèlent dans certains mouvements, au cours de rapports. Elles peuvent irradier au niveau des articulations sacro-iliaques et même être responsables de lombalgie ou de sciatalgie. Pour nous, ostéopathes, il est plus facile de déterminer de quels organes provient la douleur.

Diagnostic différentiel

- Les troubles de la statique, comme un prolapsus utérin.
- Les infections cervico-génitales, les annexites subaiguës ou chroniques.
- Les traumatismes post accouchement tels que les déchirures des ligaments larges et des utéro-sacrés.
- Les endométrioses.
- Les kystes ovariens.
- Les cicatrices et les adhérences.

Les causes

Dysfonctions articulaires

- Iliaques.
- Sacrum.
- Symphyse pubienne.
- Charnière lombo-sacrée.
- Vertébrales de T10 à L2.

Dysfonctions des organes viscéraux

- Utérus.
- Trompes.
- Ovaire.
- Vessie.
- Cadre colique avec le caecum et le sigmoïde.
- Plancher pelvien.
- Lames sacro-recto-génito-pubiennes.

Dysfonction de stase

- Congestion passive.

Le traitement

- Redonner de la mobilité à la structure tissulaire en restriction (articulaire ou viscérale).
- Traiter la congestion.
- Traiter les troubles du cycle.
- Traiter les cicatrices et adhérences.

Trouble de la statique pelvienne

Le prolapsus

C'est une ptose d'un ou de plusieurs organes pelviens à des degrés divers. La classification des prolapsus :

- l'organe est intra-vaginal,
- l'organe est à l'orifice vulvaire,
- l'organe est extériorisé.

Il peut être accompagné d'un cystocèle, d'un hystérocèle, d'un rectocèle, d'un elytrocèle ou d'une incontinence urinaire.

Les causes

Déséquilibre et/ou déficit du plancher.

Rappel

L'appui antérieur
Constitué par le chef pubien du releveur de l'anus recouvert par l'aponévrose pelvienne ou profonde, renforcé par le dédoublement de l'aponévrose moyenne pour le périnée moyen, le bulbo-caverneux et les ischio-caverneux et le constricteur de la vulve.

L'appui postérieur
Essentiellement constitué par les chefs iliaques et ischiatiques des releveurs, renforcé par la tente hypogastrique, l'aponévrose pelvienne, les ligaments utéro-sacrés et le sphincter externe de l'anus.

Les appuis transversaux
Les paramètres sous les ligaments larges, les transverses profonds et superficiels.

L'ensemble de ces appuis se réunissent sur le noyau central du périnée.

Le traitement

Il est donc important de traiter les déséquilibres du plancher pelvien primaire et d'inviter la patiente à effectuer une rééducation périnéale dès les premiers symptômes.

Les déséquilibres secondaires, sont induits par des dysfonctions des différents organes pelviens : l'utérus, les ovaires, la vessie mais peuvent aussi provenir d'une dysfonction du cadre intestinal, hépatique ou diaphragmatique. Il n'existe donc pas de recette. Un examen méthodique à la recherche d'une ou de plusieurs dysfonctions permettra de régler le déséquilibre du plancher pelvien. Ne pas oublier l'importance des séquelles provoquées par les cicatrices visibles et invisibles qui sont très souvent retrouvées dans les troubles de la statique pelvienne.

Il faut rester réaliste : les prolapsus du deuxième et troisième degré relèvent souvent d'un traitement chirurgical, surtout s'ils sont anciens.

L'incontinence urinaire

Définition

La fuite urinaire comporte plusieurs degrés : la fuite urinaire d'effort, la fuite urinaire accompagnée de troubles mictionnels et la fuite urinaire spontanée sans manifestation.

Les causes

Troubles de la transmission urétro-vésicale

La continence est assurée par le maintien d'un gradient de pression urétro-vésicale positif. En effet, lorsque la vessie et la portion initiale de l'urètre sont dans la même enceinte de pression, l'augmentation de pression abdominale se transmet aussi bien à la vessie qu'à l'urètre, le gradient de pression entre la vessie et l'urètre reste constant, il y a continence. L'incontinence apparaît lorsque l'urètre est en dehors de l'enceinte. La pression abdominale est alors mal répartie entre vessie et urètre.

Troubles mécaniques

Physiologiquement la vessie est amarrée

- en avant par un système actif élastique puisque essentiellement constitué par le chef pubien du releveur de l'anus et la partie fibreuse du noyau central du périnée,
- en arrière par un système passif quant à lui, peu élastique car constitué par une partie des lames sacro-recto-génito-pubiennes, c'est-à-dire les ligaments utéro-sacrés et « les ligaments vésico-vaginaux ».

La défaillance de ce système d'ancrage permet de comprendre une béance du sphincter lisse qui peut être due à une dysfonction du plancher pelvien ou à une déficience de l'amarrage antérieur, la déficience de l'amarrage postérieur donnant plutôt une ptose du col vésical.

Troubles neurovégétatifs

Une diminution des influx inhibiteurs et une augmentation des influx facilitateurs peuvent être occasionnées par des dysfonctions somatiques vertébrales. Ces perturbations peuvent entraîner une instabilité vésicale, urétrale, un mauvais contrôle sphinctérien.

Le stress provoque aussi des troubles neurovégétatifs responsables d'incontinence urinaire.

Trouble de congestion pelvienne

Particulièrement dans les syndromes prémenstruels et les troubles du cycle, toutes les restrictions de mobilité de l'utérus et de ses annexes.

Trouble par pression des organes voisins

- Fibromes.
- Kystes ovariens.
- Colites.
- Constipation.

Médicaments impliqués dans l'incontinence urinaire

- Les alpha-bloquants.
- Les parasympathicomimétiques.
- Les myorelaxants.

Le traitement

Central

- Les restrictions de la base.
- Frontal.

Local

- Le cadre osseux.
- Les dysfonctions de D10 à L4.
- Le plancher pelvien.
- Les lames sacro-recto-génito-pubiennes.
- L'utérus et ses annexes.
- La vessie.
- Le cadre colique.
- L'intestin grêle.

- Le sigmoïde.
- La racine du mésentère.
- Le diaphragme.

Neurovégétatif

- Stimulation du sacrum.

Pathologies infectieuses

Leucorrhées

Définition

Écoulement usuellement non sanguin qui provient des voies vaginales ou de l'utérus et de ses annexes par la voie vaginale.

Les leucorrhées physiologiques

Elles n'ont pas d'odeur, ne brûlent pas, ne piquent pas et ne gênent pas. Elles ont plusieurs origines :

- Sécrétion vulvaire (glande de Bartholin) de couleur incolore, visqueuse.
- Sécrétion vaginale transparente, abondante à l'ovulation et avant les règles et qui en séchant peut prendre l'aspect d'une pâte blanche qui empèse le fond de la culotte.
- Sécrétion cervicale, visqueuse, glaireuse, qui varie en fonction du cycle. L'analyse de la glaire cervicale sert à repérer le moment de l'ovulation : plus elle est filante, plus la glaire pincée entre le pouce et l'index peut s'étirer, plus la patiente se trouve en période fécondable (jusqu'à dix centimètres d'étirement entre le pouce et l'index).
- Sécrétion utérine, séreuse, hydrique normalement peu abondante.
- Sécrétion tubaire qui est un simple transsudat absorbé sur place dans l'état normal.

Il est intéressant de noter que ces leucorrhées reflètent la qualité du cycle et que leurs pathologies précèdent souvent les autres signes fonctionnels pathologiques du cycle.

Le milieu vagin est normalement acide avec un pH entre 3,8 et 4,6. Cette acidité est liée à la transformation du glycogène en acide lactique sous la dépendance des bacilles de Döderlein et des estrogènes, ce qui permet de détruire la flore pathogène sauf les mycoses que ce milieu acide ne perturbe pas.

Les toilettes intimes (voie vaginale) s'avèrent tout à fait inutiles et peuvent même entretenir les leucorrhées.

Les leucorrhées pathologiques

Leurs couleurs et leurs odeurs sont variables en fonction du germe responsable. Elles sont quelquefois accompagnées de prurit vulvaire, de brûlures, de dyspareunie, de douleurs à la miction, de pesanteur pelvienne et aussi de douleurs pelviennes.

Les germes responsables les plus courants sont :

- Gardnerella vaginalis (lorsqu'ils sont en nombre important suite à une modification du pH, couleur grise, odeur fétide). Ces leucorrhées entraînent des brûlures vaginales.
- Chlamydia trachomatis (asymptomatiques).
- Trichomonas vaginalis (écoulement de couleur verte, odeur fade).
- Streptocoque hémolytique A, C, G.
- Mycoplasma hominis, Ureaplasma urealytica (asymptomatiques).
- Gonocoque (souvent associé à un œdème vulvaire et un écoulement blanc verdâtre).
- Candida albicans (couleur blanc d'œuf, odeur acide).
- Les herpès génitaux.

L'infection peut être basse (vulvaire, vaginale) ou haute (utérine, trompes et même péritonéale).

Les causes

Les causes mécaniques

- Toute restriction de mobilité du plancher pelvien, de l'utérus et de ses annexes est génératrice d'une mauvaise vascularisation des muqueuses pouvant favoriser une infection.
- Toute restriction des organes pelviens voisins (vessie, rectum, une partie du sigmoïde) peut être responsable d'une congestion partielle ou totale.
- Toute congestion pelvienne qu'elle soit d'origine locale (dysfonctions somatiques des organes pelviens, fibromes, kystes ovariens), d'origine abdominale (cadre colique, intestin grêle, caecum, sigmoïde) ou même supérieure (foie, diaphragme) peut se traduire par une infection.
- Les adhérences et les cicatrices.
- Toute dysfonction somatique vertébrale ayant une incidence sur le système neurovégétatif pelvien.

- Les endométrioses.
- La présence d'un stérilet.
- La présence de lésion tumorale cervico-utérine

Les causes hormonales

- Tous les troubles du cycle (engendrés la plupart du temps par des causes mécaniques) car ils s'accompagnent d'une modification du pH vaginal favorisant la multiplication des germes pathogènes.
- Les périodes charnières, comme l'adolescence, la pré-ménopause et la ménopause qui s'accompagnent d'une modification de l'imprégnation hormonale.
- La période post-ménopausique (atrophie des muqueuses vaginales).
- La prise de certains estro-progestatifs.
- La prise de progestérone artificielle.

Les causes centrales

- Toute restriction entre autres de la SSB, des membranes, du frontal, de l'ethmoïde, qui engendre un trouble du cycle.
- Le stress et les déséquilibres émotionnels.

Les causes médicamenteuses (pour les plus courantes)

- Les antibiotiques : suite à leur administration une infection au candida albicans est fréquente. En effet, ces médicaments bouleversent l'écosystème intestinal et vaginal favorisant la migration et la multiplication des levures qui vivent d'une façon saprophyte dans le système digestif et dans le vagin.
- Les corticoïdes.

Les causes hygiéniques

- Le port fréquent de pantalon trop serré.
- Les tissus synthétiques ne permettant pas une bonne aération locale.
- La pratique de toilettes internes et externes trop fréquentes avec des savons qui favorisent le déséquilibre de la flore vaginale. Encore une fois, la toilette interne ne se justifie pas et elle met en cause le fragile équilibre vaginal. Il est temps de réaliser que l'équilibre microbien ne s'obtient pas par une pseudo-stérilisation et un décapage local mais bien en favorisant la flore microbienne saprophyte qui seule peut combattre les germes pathogènes.

Les causes alimentaires

- Pour les candida albicans, éviter les sucres, les aliments fermentés, les laitages, la bière.
- Pour l'herpès, procéder à une supplémentation alimentaire en lysine (présent dans le poulet, le soja et les fromages), éviter de consommer les aliments riches en arginine (noix, noisettes, cacahuètes et chocolat).

Le traitement

Central

- Corriger les troubles du cycle.
- Test et correction des dysfonctions crâniennes.

Local

- Test et correction des restrictions de mobilité de D9 à L2, iliaques, sacrum, symphyse, coccyx.
- Test et correction du diaphragme.
- Test et correction des dysfonctions des organes abdominaux et pelviens.
- Correction de la congestion passive.
- Stimulation lymphatique inférieure.

Traitement neurovégétatif

- Une dystonie neurovégétative.
- Ralentissement mobilité costale et sternale.
- Ralentissement lymphatique.

Infections récidivantes

De toute évidence nous reprendrons le traitement tel que nous l'avons envisagé dans le traitement des leucorrhées c'est-à-dire notion de déficit immunitaire général.

Les causes ostéopathiques d'un déficit immunitaire général

- Une dystonie neurovégétative.
- Ralentissement mobilité costale et sternale.
- Ralentissement lymphatique.
- Dysfonction foie et rate.

Le traitement

- Thymus.
- Clavicules.
- Relance du MRP.
- Grande ou petite pompe lymphatique.

Autres pathologies

Dyspareunie

Définition

Douleur apparaissant au moment des rapports. La dyspareunie survient sans qu'il y ait de spasmes des muscles du périnée antérieur superficiel, moyen et profond. La douleur peut apparaître au moment du rapport et terminer avec celui-ci ou être retardée et s'amplifier quelque temps après. De même, les douleurs peuvent varier en fonction du moment du cycle et de la position adoptée.

Les causes

Les dyspareunies superficielles

- Les séquelles de déchirures post-accouchement ou d'épisiotomie.
- Une infection de la vulve.
- Dysfonction du périnée et/ou du plancher pelvien (plutôt hypertonique).
- Une information parasympathique pelvienne dominante avec tension des murs vaginaux.

Les dyspareunies profondes

- Séquelles cicatricielles.
- Infections vaginales ou cervicales.
- Dysfonction de l'utérus latéro-dévié ou rétro-versé et fixé dans la position postérieure, dysfonction du col par rapport au corps de l'utérus, tensions importantes des ligaments larges, des ligaments ronds et des ligaments utéro-sacrés.
- Présence d'une dysfonction des trompes ou des ovaires.
- Adhérences post-infectieuses.
- Dystrophie ovarienne (qui peut être physiologique en période prémenstruelle et quelquefois au moment de l'ovulation).
- Congestion pelvienne.
- Endométriose.

- Constipation.
- Ptose.

Les dyspareunies globales

- Généralement dans un contexte infectieux ou inflammatoire.

Le traitement

Mécanique

- Test et correction des dysfonctions somatiques vertébrales.
- Test et correction des iliaques, sacrum, symphyse, coccyx.
- Test et correction des lames sacro-recto-génito-pubiennes.
- Test et correction des dysfonctions viscérales du petit bassin (surtout utérus, trompes et ovaires).
- Test et correction des cicatrices (déchirures, épisiotomies, périnéotomies, laparotomie, appendicectomie, cœlioscopie).
- Test et correction des adhérences (surtout post-infectieuses avec une participation importante du péritoine).
- Traiter les congestions pelviennes.
- Traiter les troubles du cycle.
- Traiter les ovaires polykystiques.
- Traiter l'endométriose.
- Traiter la constipation.

Traitement neurovégétatif

- Pratiquer une inhibition du parasympathique pelvien.

Le vaginisme

Définition

Contracture réflexe involontaire et inconsciente des muscles du périnée antérieur et du chef pubien des releveurs de l'anus.

Les causes

En dehors des origines psychogènes, une hyperparasympathicotonie est souvent retrouvée. Il est bien évident que nous recherchons aussi toutes les dysfonctions du plancher pelvien, toute séquelle cicatricielle ainsi que toute dysfonction sur le cadre osseux.

Traitement neurovégétatif

Pratiquer une inhibition du parasympathique pelvien.

La frigidité

Définition

La femme ne ressent aucun plaisir au cours des rapports (en dehors des causes psychogènes, des mésententes dans le couple ou encore de désirs différents).

Nous ne devons pas oublier que « La structure gouverne la fonction » et dans le cas de frigidité une cause mécanique est souvent retrouvée.

Les causes

Mécanique

- Symphyse.
- Iliaques.
- Sacrum.
- Coccyx.
- Lames sacro-recto-génito-pubiennes.
- Dysfonctions du périnée et du plancher pelvien.
- Troubles de la vascularisation des organes érectiles, aussi bien artériels que veineux.
- Congestion du petit bassin.
- Dysfonctions d'un ou plusieurs organes pelviens.

Neurovégétatif

- Dysfonctions vertébrales de L2 à S1 (nerfs pré-sacrés)
- Dysfonctions du sacrum, orthosympathique (nerfs sacrés) et parasympathiques (nerfs érecteurs d'Eckardt).

Le traitement

- Test et correction de la ou des vertèbres en restriction de mobilité.
- Test et correction des iliaques, sacrum, coccyx et symphyse.
- Test et correction des dysfonctions du plancher pelvien et du périnée.

Deuxième partie :
Aide-mémoire

SYSTÈME NEUROVÉGÉTATIF DU PETIT BASSIN

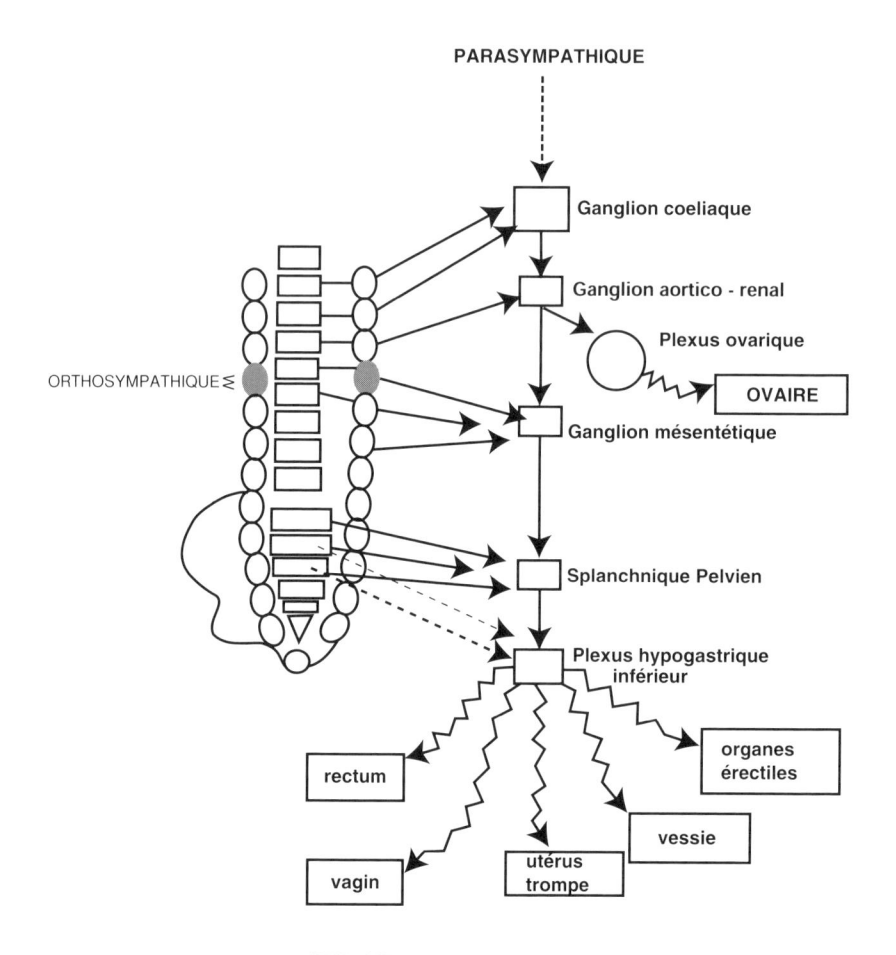

PARASYMPATHIQUE

ORTHOSYMPATHIQUE ≲

- Ganglion coeliaque
- Ganglion aortico - renal
- Plexus ovarique → OVAIRE
- Ganglion mésentétique
- Splanchnique Pelvien
- Plexus hypogastrique inférieur
  - rectum
  - organes érectiles
  - vagin
  - utérus trompe
  - vessie

(ORTHO ≲ = ORTHOSYMPATHIQUE)

D11 - D12 - L1 - L2 - VISCÉRO-MOTRICITÉ ET VASOMOTRICITÉ OVARO - UTÉRINE
D9 - D10 - VISCERO - SENSIBILITÉ : UTÉRUS ET OVAIRE

Le système neurovégétatif

Le système sympathique

Le système orthosympathique est chargé de l'adaptation immédiate aux stimuli agressifs ou positifs de l'environnement. Cette fonction s'appelle l'homéorhèse. Il est donc à la fois adaptateur et protecteur. Pour assurer son rôle, il a besoin d'énergie, parfois même de beaucoup d'énergie. Il est donc accélérateur et cataboliseur. Il exerce sa fonction grâce à la vasomotricité et la viscéro-motricité.

Le système parasympathique

Le système parasympathique assure la vie végétative et travaille en permanence à l'équilibre interne de l'organisme. Cette fonction s'appelle l'homéostase. Il est reconstructeur et régénérateur. Sa fonction est de construire l'énergie et de la stocker le plus possible. Pour cela, il est ralentisseur et anaboliseur. Il agit sur la viscéro-motricité et indirectement sur la vasomotricité.

L'homéorhèse et l'homéostase contribuent à protéger et maintenir les trois composantes de la santé : équilibre, économie, confort. C'est ce qu'on appelle l'homéostasie. Le système neurovégétatif assure l'adaptation instantanée et permanente de l'organisme humain à tous types de stimulations internes et externes en synergie avec le système endocrinien, responsable quant à lui des régulations plus profondes, fondamentales, souvent plus longues et plus durables que celles assurées par le système nerveux autonome. L'ensemble constitue la neurocrinie. Nous ne traiterons ici que du système neurovégétatif.

Rappel de l'organisation du système nerveux neurovégétatif

Les voies empruntées par le système neurovégétatif sont :
- Afférentes : elles se dirigent vers le système central. Elles transportent des informations concernant la douleur et d'autres venant des mécanorécepteurs et des chémorécepteurs.

- Efférentes : elles se dirigent vers la périphérie. Elles gouvernent les réponses réflexes des muscles lisses. Elles sont composées de fibres pré et post-ganglionnaires.

Pour le système orthosympathique, les fibres pré-ganglionnaires transmettent un signal dont le neuromédiateur est l'acétylcholine (cholinergique) et, pour les fibres post-ganglionnaires, la noradrénaline et l'adrénaline.

En ce qui concerne le système parasympathique, les nerfs crâniens III, VII, IX interviennent au niveau du crâne, le X au niveau thoraco-abdominal et par la moelle sacrée (nerf érecteur Eckardt) aux organes pelviens. Le neuromédiateur du parasympathique est l'acétylcholine, celui de toutes les terminaisons pré-ganglionnaires et post-ganglionnaires parasympathiques. Les récepteurs sont des récepteurs nicotiniques et muscariniques. La noradrénaline intervient la plupart du temps sur les terminaisons post-ganglionnaires du système sympathique vasomoteur.

De plus, il existe le long des voies viscéro-sensitives, beaucoup plus importantes que les voies viscéro-motrices, de nombreux arcs réflexes courts, demi-longs ou longs.

Principes de stimulation et d'inhibition

Le système sympathique ou orthosympathique

Le neurone préganglionnaire du sympathique prend origine au niveau de l'espace intermédiolatéral de la moelle dorsale à chaque niveau de C6 à L2.

Pour agir spécifiquement vers une région ou un organe, l'ostéopathe applique une technique choisie d'inhibition ou de stimulation au niveau correspondant soit à un seul étage intervertébral soit à plusieurs successivement.

L'inhibition

Elle se fait par une pression exercée sur le trajet d'un neurone ou sur les chaînes caténaires pour ralentir le plus possible la circulation de l'influx nerveux à ce niveau.

La stimulation

Elle se fait par un mouvement de latéroflexion répété entre deux vertèbres pour accélérer l'influx nerveux au niveau choisi jusqu'à obtenir une augmentation de la fonction désirée.

Le système parasympathique

Anatomiquement, les origines du système parasympathique, parce qu'elles sont localisées dans le crâne et dans les espaces intermédiolatéraux de la moelle, rendent son abord plus difficile.

Physiologiquement, son rôle cardiomodérateur jusqu'à l'échappement vagal empêche qu'il puisse être stimulé à volonté n'importe comment. Il est certain que toutes les techniques appliquées à un patient avec un geste lent, régulier et de courte amplitude tendent à stimuler le système ralentisseur ou parasympathique.

L'inhibition

Pour une inhibition du vague, on pratique des techniques au niveau des trous déchirés postérieurs ainsi que rétro claviculaire. De même, une inhibition du parasympathique sacré peut être effectuée par une action directe sur les trous sacrés.

La stimulation

La compression du quatrième ventricule est une technique de stimulation du parasympathique. En fait, peu de techniques de stimulation du parasympathique sont pratiquées car, chaque fois que l'orthosympathique est ralenti, le parasympathique est stimulé et nous avons vu qu'il est facile d'agir sur le système orthosympathique de par sa disposition anatomique.

Localisation des niveaux d'intervention

L'orthosympathique : selon les auteurs, les étages orthosympathiques diffèrent quelque peu. Toutefois, nous retrouvons les étages suivants :

- D9-D10 pour le côté viscéro-sensoriel de l'utérus et de ses annexes.
- D12-L1-L2 pour la fonction viscéro-motrice et la vasomotricité de l'utérus.
- L4-l5-sacrum, étage du passage des voies orthosympathiques constituant le plexus hypogastrique.

Traitement général

- Contrôler et corriger toute la zone dorsale supérieure et lombaire inférieure, en raison du rapport vasomoteur vers l'ensemble des organes pelviens particulièrement les nerfs vasomoteurs utérins.

- Contrôler et corriger les deux articulations sacro-iliaques et la symphyse pubienne qui coordonnent l'influx nerveux de tous les organes pelviens.
- Traiter la musculature abdominale en soulevant l'abdomen et les organes pelviens par une flexion des cuisses sur le bassin en décubitus ou en génu-pectoral.
- Soulever l'utérus céphaliquement en le fixant entre le pouce et l'index au-dessus de la vessie.
- Il est indispensable de stimuler la circulation lymphatique en articulant les zones supéro-lombaires et infra-thoracique en montant.
- Faire une inhibition des nerfs sacrés ce qui va induire une tonification des parois vaginales ainsi que des structures péri-vaginales et des tissus périnéaux.

Ce travail préalable à l'approche spécifique des dysfonctionnements particuliers de la patiente permet de mettre en évidence et de corriger les dysfonctions somatiques qui provoquent ou maintiennent une irritation ou une inhibition sur les voies neurovégétatives sensorielles, motrices ou réflexes des organes pelviens. Ce travail prépare aussi la sphère pelvienne aux techniques spécifiques.

Le système porte hypothalamo-hypophysaire

L'hypothalamus

Situation

En dessous du 3e ventricule.

Fonction

Il a trois grandes fonctions :

- Neurovégétative : il assure l'homéorhèse avec le milieu extérieur, l'homéostase avec le milieu intérieur.
- Endocrine de par sa connexion avec le lobe antérieur de l'hypophyse.
- Régulatrice du comportement.

C'est l'hypothalamus qui règle donc un grand nombre de fonctions endocriniennes. Il reçoit en permanence des informations d'origine nerveuse et chimique et envoie des réponses à l'hypophyse.

Entre l'hypothalamus et le lobe antérieur de l'hypophyse, la communication ne peut se faire que par voie sanguine. Le système porte hypothalamo-hypophysaire emprunte la tige pituitaire et traverse la tente de l'hypophyse ce qui explique son rapport très étroit avec les membranes de tensions réciproques crâniennes, d'où son importance pour le travail ostéopathique.

L'hypothalamus fabrique des neurosécrétions. Pour la sphère gynécologique, il s'agit des realising factors (RF) ou regulating hormones (RH) qui libèrent au niveau de l'hypophyse l'hormone lutéinisante (LH) ou l'hormone folliculino-stimulante (FSH).

La régulation de l'hypothalamus est produite par un effet de rétrocontrôle : le taux d'une hormone module le taux de RF hypophysaire qui est responsable de la sécrétion des hormones et inversement. Elle dépend aussi du système nerveux central, de substances telles que la dopamine, les prostaglandines, les endorphines dont l'action est encore mal définie dans la régulation du cycle. De même, la sérotonine, l'acétylcholine, la noradrénaline sont capables de contrôler la sécrétion des RF dans le système porte.

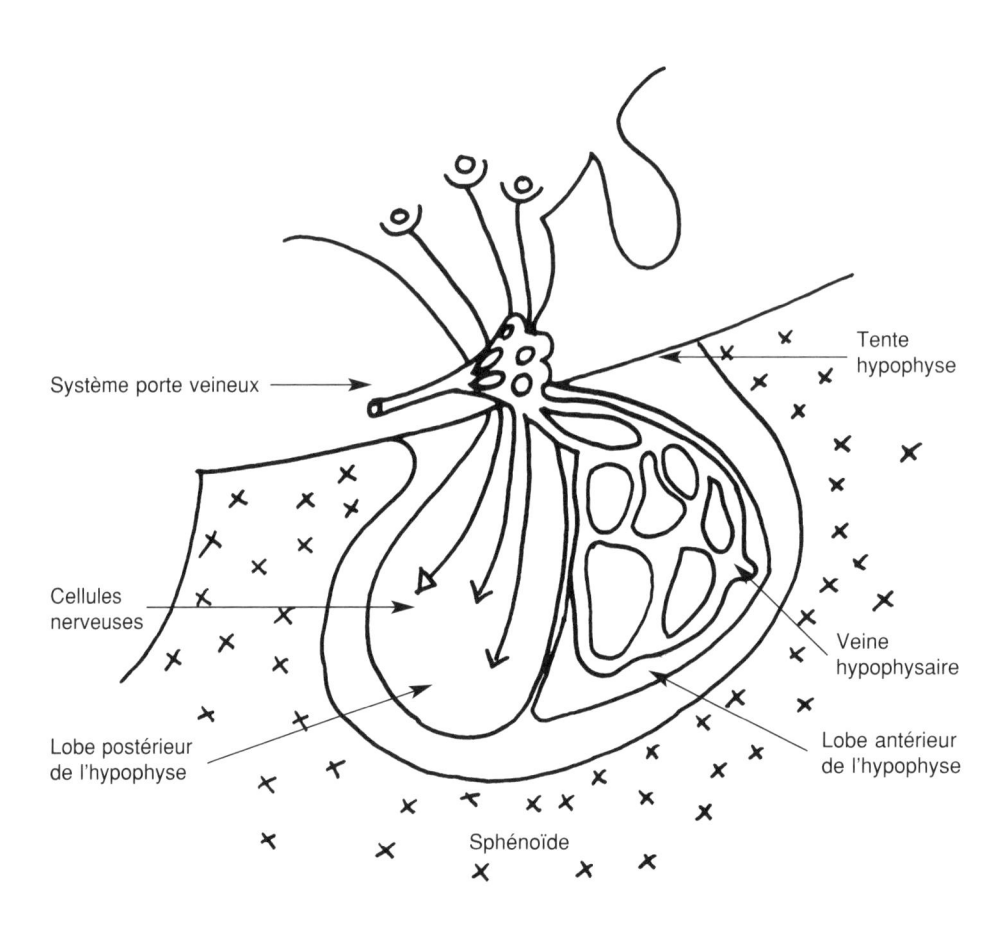

LE SYSTÈME PORTE HYPOTHALAMO-HYPOPHYSAIRE

- Système porte veineux
- Tente hypophyse
- Cellules nerveuses
- Veine hypophysaire
- Lobe postérieur de l'hypophyse
- Lobe antérieur de l'hypophyse
- Sphénoïde

Système porte hypothalamo-hypophysaire

L'hypophyse

Morphologie

Elle est ovoïde et appendue à une tige pituitaire, logée dans la selle turcique, recouverte par la tente de l'hypophyse. Elle est située entre les parois internes des deux sinus caverneux, au-dessous et en arrière du chiasma optique.

Constitution

Un lobe antérieur

Il provient d'un diverticule de la portion céphalique de l'intestin primitif (poche de Rathke) et se nomme l'adéno-hypophyse.

Un lobe postérieur

Formé de tissu nerveux, il provient du cerveau intermédiaire et se nomme la neuro-hypophyse.

Vascularisation

Artères

Les artères, dont les origines se situent dans la carotide interne, sont au nombre de trois :

- l'artère hypophysaire inférieure destinée surtout au lobe postérieur,
- l'artère hypophysaire supérieure,
- l'artère hypophysaire moyenne qui irrigue le lobe antérieur.

Veines

- Un système extrinsèque rejoint le sinus caverneux par l'intermédiaire des sinus coronaires.
- Un système intrinsèque suit la tige pituitaire et rejoint la veine sylvienne profonde.

Innervation

Périphérique

Par les filets sympathiques du plexus péricarotidien, issus des ganglions cervicaux inférieurs et supérieurs et, pour le système parasympathique, des filets issus du ganglion sphéno-palatin.

Centrale

Par les connexions nerveuses du lobe postérieur avec les noyaux de l'hypothalamus.

Techniques de stimulation hypophysaire

- Vérification d'une bonne mobilité de la symphyse sphénobasilaire (SSB).
- Techniques sacrées.
- Intervention sur le rythme cranio-sacré.
- Déterminer s'il s'agit d'une compression membraneuse ou osseuse.
- Travail sur le temporal s'il existe un problème de tension de la tente du cervelet.
- Lift frontal ou pariétal pour un travail sur la faux du cerveau.
- Technique pré et post-sphénoïde.
- Technique de libération de l'articulation occipito-mastoïdienne.
- Technique de libération de toute la suture occipito-temporale.
- Stimulation de la tige pituitaire.

Les hormones

La biosynthèse des hormones stéroïdiennes

Le cholestérol est la substance de base des hormones stéroïdiennes. Celles-ci sont synthétisées dans le foie et les glandes endocrines puis stockées en faible quantité dans les organes producteurs, c'est-à-dire les ovaires, les testicules et les corticosurrénales (CRS). Si l'organisme est en besoin, il puise dans ces réserves cellulaires de cholestérol et d'acide ascorbique (vitamine C) pour fabriquer les hormones stéroïdiennes.

Le cholestérol contient 27 atomes de carbone (C). Après transformation, il devient du prégnénolone, qui contient 21 atomes de C, et peut se transformer en progestérone. À partir de la progestérone (21 atomes de carbone) peuvent être fabriquées les hormones corticosurrénales (21 atomes de C), les androgènes (19 atomes de C) et les estrogènes (18 atomes de C). La dégradation se fait dans le foie.

Les estrogènes

Fabrication

- Dans les cellules de la granulosa et dans la thèque interne ovarienne (estradiol surtout, estrone et, par conversion, des androgènes sécrétés par la thèque interne).
- Par le corps jaune.
- Par le placenta pendant la grossesse.

Noms

- Estradiol ou 17 (estradiol (E2).
- Estriol (E3).
- Estrone (E1).

Effets

- **Ovaire :** maturation du follicule et de l'ovule.
- **Utérus :** prolifération de la muqueuse utérine qui augmente d'épaisseur. Il existe une multiplication des tubes glandulaires qui s'allongent mais restent droits. Les estrogènes stimulent la différenciation des capillaires et augmentent la contractilité du muscle utérin.

- **Vagin :** ils épaississent la muqueuse vaginale et ralentissent la desquamation des cellules épithéliales riches en glycogène qui arrivent ainsi à maturité. (Le glycogène permet la production d'acide lactique fabriqué par les bacilles de Döderlein ; ceux-ci diminuent le pH vaginal entre 3,4 et 5, ce qui atténue les risques d'infection.)
- **Col :** les estrogènes favorisent l'ouverture du col et modifient la glaire cervicale pour permettre la migration des spermatozoïdes.
- **Sang :** ils augmentent la coagulabilité du sang.
- **Appareil cardiovasculaire :** rôle protecteur contre l'athérosclérose.
- **Rein :** l'estradiol agit sur la rétention d'eau et de sel.
- **Squelette :** ils accélèrent l'apparition des centres d'ossification, stimulent la croissance des os longs au niveau des cartilages épiphysaires puis contribuent à la fermeture des cartilages et donc à l'arrêt de la croissance en longueur des os.
- **Sein :** les estrogènes favorisent la multiplication des canaux galactophores.
- **Fécondation :** l'estradiol règle la vitesse de cheminement à travers la trompe. Il prépare également les spermatozoïdes à la capacitation.
- **Peau :** sous l'action des estrogènes, elle est plus mince et plus fine.
- **Sphère génitale :** ils ont un rôle trophique, c'est-à-dire une action hyperplasiante.
- **Prolactine :** elle est stimulée par les estrogènes.
- **Triglycérides :** les estrogènes les abaissent.
- **Cholestérol :** l'estradiol le diminue.
- **Oligo-éléments :** ils favorisent la rétention de **cuivre** et la perte de **zinc**.
- **Calcium :** les estrogènes facilitent sa fixation.

Si l'estrogène n'est pas freiné par la progestérone, les risques de fibromatose du sein et de fibromes utérins sont augmentés.

Les estrogènes ont aussi une action sur les sécrétions salivaires et le mucus nasal. Ces hormones dépriment la sécrétion des glandes sébacées à l'inverse des androgènes qui les stimulent.

Les valeurs normales d'estradiol (pmol/l)

- Phase folliculaire : 100-150 pmol/l (début) à 700-1400 pmol/l (milieu).
- Phase lutéale : 500 à 800 pmol/l.
- Ménopause : 20 à 60 pmol/l.

La progestérone

Elle est sécrétée par :
- le corps jaune,
- le follicule,
- le placenta pendant la grossesse.

Comme l'estradiol, la progestérone est dégradée en grande partie lors de son premier passage dans le foie, c'est pourquoi son administration par voie orale est pratiquement inefficace.

Effets

Une action préliminaire ou simultanée de l'estrogène est nécessaire. Son rôle principal est de préparer les organes féminins à l'implantation de l'œuf, à son développement et au maintien de la grossesse. La progestérone diminue la perméabilité des capillaires et le gonflement œdémateux prémenstruel provoqué par les estrogènes. Elle a une action hyperthermiante, une action anti-estrogène, une action anti-proliférative, c'est-à-dire qu'elle ralentit l'activité mitotique dans l'endomètre. Elle est anti-androgène et antiprolactine. Elle supprime l'action estrogénique sur le mucus et la salive.

- **Myomètre :** la progestérone stimule sa croissance et diminue sa contractilité.
- **Muqueuse vaginale :** son action est anti-proliférative ; elle accélère le processus de desquamation.
- **Muqueuse utérine :** la progestérone n'a pas d'effet direct sur l'endomètre ; ce sont les estradiols qui déterminent l'apparition des sites récepteurs à la progestérone. Les estrogènes sont sécrétés pendant la phase lutéale. L'action de la progestérone sur l'endomètre est en réalité une action combinée estro-progestative liée à la quantité des estrogènes. La progestérone modifie l'approvisionnement des vaisseaux et la teneur en glycogène. Son action prolongée amène à la régression de l'endomètre.
- **Sur les autres muqueuses :** la progestérone supprime les effets de la stimulation estrogénique sur le mucus nasal et la salive.
- **Col :** la progestérone ferme l'exocol et modifie la consistance du bouchon cervical.
- **Sein :** la progestérone ralentit l'action mitotique des estrogènes sur les canaux galactophores et induit le développement des acini.
- **Système nerveux central :** à des doses élevées, la progestérone a une action anesthésique. Elle prédisposerait à des crises épileptiques. C'est

aussi un anti-dépresseur naturel qui calme les centres de la faim, de la soif et de l'humeur.
- **Reins :** elle favorise l'élimination du chlorure de sodium, donc elle fait uriner.
- **Oligo-éléments :** le cuivre et le zinc sont normalisés par la progestérone.

Les valeurs normales (nmol/l)

- Phase folliculaire : 1 à 2 nmol/l (début), 1 à 2 (milieu).
- Phase lutéale : 12-50 nmol/l.
- Ménopause : 1 nmol/l.

La prolactine

C'est une hormone antéhypophysaire sous la dépendance d'une régulation hypothalamique. Elle est inhibée par la prolactostatine (PIF) et stimulée par la prolactolibérine (PRF), ainsi que les hormones thyroïdiennes et les estrogènes. La durée de vie de la prolactine est d'environ 15 minutes.

Le stress peut déterminer des variations des taux. Les catécholamines inhibent la sécrétion de prolactine.

La prolactine inhibe l'aromatase (enzyme indispensable à la formation d'estradiol).

Elle agit sur la synthèse des récepteurs LH.

Les causes d'une hyperprolactinémie sont souvent médicamenteuses, par exemple la morphine, la réserpine, la phénothiazine et certains tranquillisants. Elle peut être aussi provoquée par une hypothyroïdie, la prise d'estrogène seul ou en association estro-progestative.

En dehors de la grossesse et de la lactation, la fonction de la prolactine est :

- au niveau de la glande mammaire, la croissance canaliculaire ;
- au niveau du corps jaune, une hyperprolactinémie entraîne une insuffisance lutéale.

Elle aurait une action sur la diminution de la diurèse, avec une hypernatrémie ainsi qu'une action hyperglycémiante et hypercalcémiante.

Les valeurs normales

Inférieures à 15 ng/ml.

Les androgènes

Ils sont sécrétés par les ovaires et les surrénales à des taux qui varient car il existe une interconversion constante d'androgène faible en testostérone et de testostérone en androgène faible.

Les androgènes sont des hormones stéroïdes. La plus importante est la testostérone.

Il existe aussi la 5-α dihydrostestostérone (DHT) et les 17-cétostéroïde (DHEA) mais leur action androgénique est moins importante c'est pourquoi ils sont appelés : androgènes faibles.

Les androgènes sont fabriqués à partir de la prégnénolone avant d'être à leurs tours modifiés en estrogènes. Les androgènes sont des anabolisants actifs, mais leur rôle n'est pas encore clairement établi. Dans certaines pathologies féminines, ils ont un rôle masculinisant, développant le système pileux et une répartition des graisses sur le ventre.

Les valeurs normales

Chez une femme jeune : 6 à 9 mg/24 h.

Les gonadotrophines

Les hormones FSH et LH sont sécrétées par l'hypophyse antérieure, sous l'action de la GnRH hypothalamique (Gonadotrophin realising hormon), dont la sécrétion est pulsatile (une décharge toutes les 90 minutes), avec une durée de vie de trois à quatre minutes, et transportées au travers du système porte hypothalomo-hypophysaire. La durée de vie de FSH est de deux à trois heures et d'une heure pour LH.

FSH agit sur le développement des cellules germinales et n'a aucune action sur la stéroïdogénèse. LH agit sur les gonades qui sécrètent les stéroïdes. Ces deux stimulines sont complémentaires : elles doivent être synchrones pour permettre un fonctionnement gonadique normal.

Au niveau de la thèque interne, LH déclenche une chaîne de réactions qui aboutit à la transformation du cholestérol en prégnénolone puis en progestérone. Ces dernières sont transformées en androgènes qui sont à leur tour modifiés en estrogènes.

Les catécholamines stimulent la sécrétion de FSH et de LH.

Valeurs normales (variables suivant les laboratoires)

FSH
- Phase folliculaire : 2 à 10 UI/l.
- Pic ovulatoire : 6 à 10 UI/l.
- Ménopause : inférieur à 20.

LH
- Phase folliculaire : 0,5 à 5 UI/l.
- Pic ovulatoire : 10 à 50 UI/l.
- Ménopause : inférieur à 10.

Régulation de la sécrétion ovarienne

Résumé et commentaires du tableau

Hypothalamus

Il sécrète GnRH qui stimule la fabrication de FSH et LH par l'hypophyse.

Hypophyse

Elle sécrète FSH et LH.

L'action FSH

Elle stimule la multiplication des cellules de la granulosa et la production d'IGF1 (Insulin Growth Factor). L'IGF1 permet la synthèse d'un enzyme : l'aromatase (indispensable pour la fabrication d'estrogène).

L'augmentation des estrogènes, par un système d'auto-entretien, va favoriser la sensibilité des récepteurs FSH et IGF1. L'augmentation de FSH permet la formation des récepteurs LH. Son action se fait au niveau des cellules de la granulosa par l'intermédiaire de l'aromatase. Les androgènes sont transformés en estrogènes. L'aromatisation est inhibée par la prolactine dans les cas pathologiques.

L'action LH

Son action sur les cellules de la thèque interne de l'ovaire va fabriquer du prégnénolone aux dépens du cholestérol (LDL-C) qui lui-même sera transformé en androgènes. LH a aussi une action sur les cellules de la granulosa, sur l'aromatase qui permet de transformer les androgènes en estrogènes. Lors de la phase lutéale, LH déclenche des modifications au niveau du corps jaune (ovulation et cicatrisation ovarienne).

La progestérone et les estrogènes

Ces hormones stimulent ou inhibent, par un système de rétrocontrôle, la fabrication de LSH et LH conduisant à un cycle physiologique.

La lutéolyse

Essentiellement induite par la prostaglandine F2α (fabriquée par le corps jaune), en effet la prostaglandine s'oppose à la synthèse de la progestérone. Cette lutéolyse est renforcée par l'action des ocytocines (elle apparaît après la prostaglandine qui provoquerait sa libération).

Le diaphragme pelvien

Description anatomique

Le plancher pelvien

- Les ischio-coccygiens.
- Les releveurs de l'anus.
- L'aponévrose profonde qui recouvre ces plans musculaires.

Le périnée

Le périnée antérieur

Étage superficiel :
- La peau.
- Un tissu cellulaire.
- L'aponévrose superficielle.

Étage moyen (de la superficie à la profondeur) :
- Le bulbe vestibulaire.
- Les corps caverneux ou racine du clitoris.
- Les glandes de Bartholin.
- L'aponévrose moyenne se dédouble en un feuillet supérieur, qui sert au glissement et appartient à l'étage profond du périnée antérieur, et un feuillet inférieur qui soutient les corps érectiles en entourant le transverse profond et appartient à l'étage moyen du périnée antérieur.
- Les muscles :
    - le transverse superficiel,
    - l'ischio-caverneux,
    - le bulbo-caverneux,
    - le constricteur de la vulve,
    - le sphincter externe ou strié de l'urètre.

LE DIAPHRAGME PELVIEN

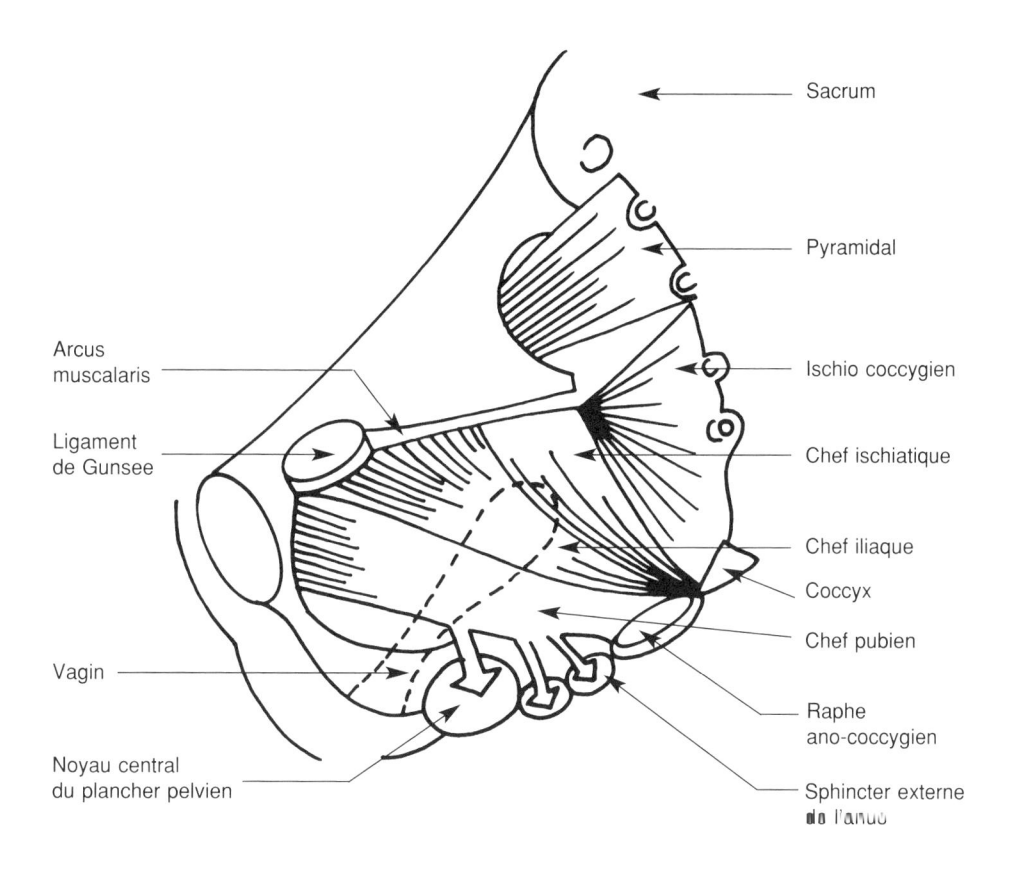

- Sacrum
- Pyramidal
- Ischio coccygien
- Arcus muscalaris
- Ligament de Gunsee
- Chef ischiatique
- Chef iliaque
- Coccyx
- Chef pubien
- Vagin
- Raphe ano-coccygien
- Noyau central du plancher pelvien
- Sphincter externe de l'anus

Releveur de l'anus (1/2 interne droite)

Étage profond :
- L'aponévrose moyenne, feuillet supérieur.
- Le muscle transverse profond.

Le périnée postérieur
- Le plan cutané.
- Un tissu cellulo-adipeux.
- Le sphincter strié ou externe de l'anus.

Vascularisation et innervation

Périnée antérieur

Étage superficiel :
- Artère périnéale superficielle née de la honteuse interne.
- Veines périnéales superficielles : elles se jettent dans la veine honteuse.
- Lymphatiques : aboutissent dans les ganglions inguinaux internes superficiels et profonds iliaques.
- Innervation par des rameaux de la branche périnéale du nerf honteux interne.

Étage moyen :
- Artère périnéale profonde destinée aux corps érectiles : elle court sur la surface supérieure de l'aponévrose moyenne et devient sous la symphyse pubienne l'artère dorsale du clitoris.
- Veines périnéales profondes.
- Lymphatiques : se jettent dans les ganglions hypogastriques.
- Le nerf musculo-urétral, rameau profond du nerf honteux interne, donne des rameaux moteurs au transverse supérieur, au bulbo-caverneux, à l'ischio-caverneux et au constricteur de la vulve.

Périnée postérieur
- L'artère honteuse interne devient l'artère hémorroïdale inférieure et l'artère périnéale superficielle.
- Le nerf honteux donne le nerf hémorroïdal ou anal qui innerve le sphincter externe.

Le plancher pelvien
- Artère honteuse interne.
- Artère vésicale inférieure.

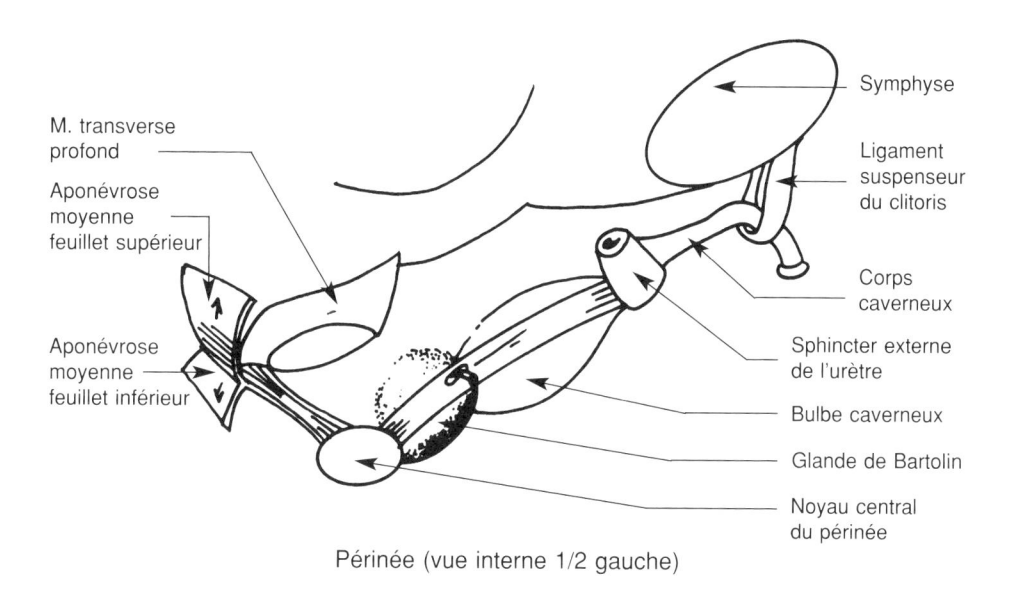

LE DIAPHRAGME PELVIEN

Périnée (vue interne 1/2 gauche)

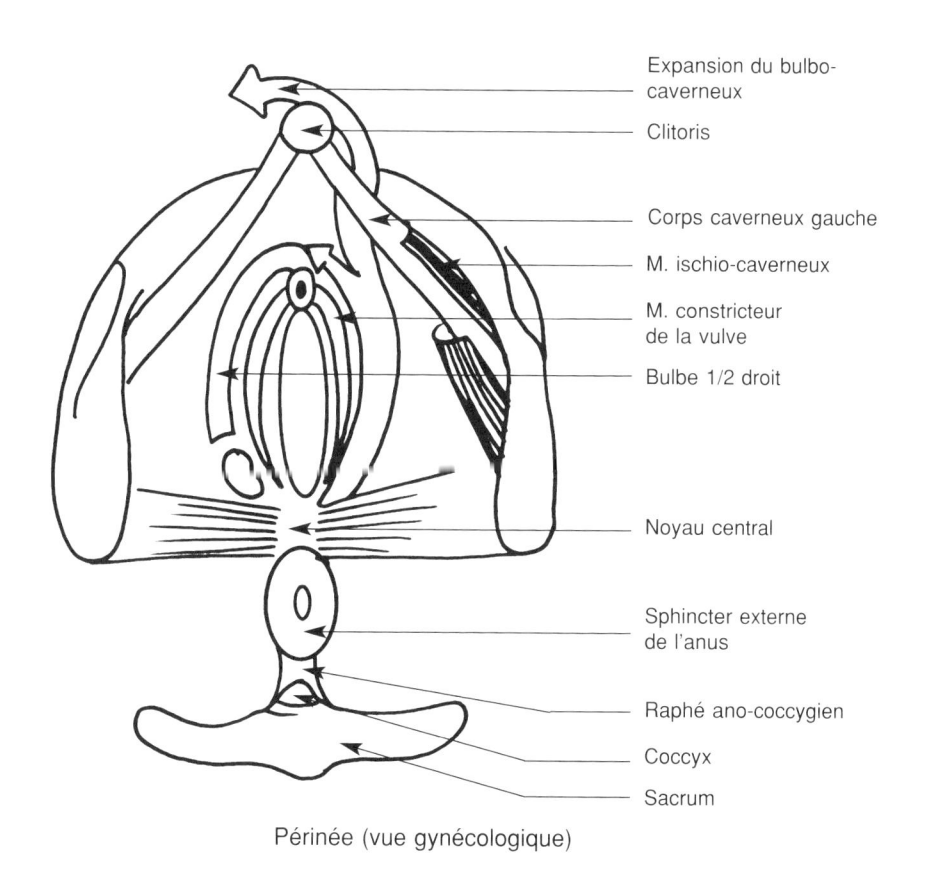

- M. transverse profond
- Aponévrose moyenne feuillet supérieur
- Aponévrose moyenne feuillet inférieur
- Symphyse
- Ligament suspenseur du clitoris
- Corps caverneux
- Sphincter externe de l'urètre
- Bulbe caverneux
- Glande de Bartolin
- Noyau central du périnée

Périnée (vue gynécologique)

- Expansion du bulbo-caverneux
- Clitoris
- Corps caverneux gauche
- M. ischio-caverneux
- M. constricteur de la vulve
- Bulbe 1/2 droit
- Noyau central
- Sphincter externe de l'anus
- Raphé ano-coccygien
- Coccyx
- Sacrum

- Artère obturatrice.
- Veines honteuses internes.
- Veines vésicales inférieures.
- Veines obturatrices.
- Nerf honteux interne.

La physiologie

Plancher pelvien

- Les ischio-coccygiens : ils s'opposent à la rétropulsion du coccyx.
- Les releveurs de l'anus : ils ont un rôle dans la statique pelvienne et dans la physiologie du rectum. Ils rapprochent la paroi postérieure du rectum de sa paroi antérieure et appliquent l'une contre l'autre les deux parois latérales. Dans la physiologie du vagin, ils constituent un véritable constricteur. Dans l'accouchement, ils sont inducteurs de la rotation, amoindrissent les diamètres de la tête fœtale et sont inducteurs de la progression de la présentation.

Le périnée

Périnée antérieur

- Le transverse superficiel : son rôle est d'immobiliser le noyau central du périnée ce qui permet une action efficace des bulbo-caverneux.
- Les ischio-caverneux : leur rôle est d'abaisser le clitoris au moment du coït.
- Le bulbo-caverneux : il comprime la veine dorsale du clitoris et favorise l'érection de cet organe ; il abaisse le clitoris, il comprime le bulbe et la glande de Bartholin et rétrécit l'orifice du vagin.
- Le constricteur de la vulve : il resserre l'entrée du vagin.

Périnée postérieur

Le sphincter de l'anus : il assure l'occlusion du rectum.

Les fascias

L'aponévrose superficielle

Elle ne recouvre que le périnée antérieur. Elle s'insère latéralement aux branches ischio-pubiennes. En arrière, elle se confond avec le noyau fibreux et rejoint l'aponévrose moyenne. En avant, elle forme le fascia clitoridien, et englobe les muscles ischio et bulbo-caverneux.

L'aponévrose moyenne

Elle se compose de deux feuillets entre lesquels se logent les muscles transverses profonds et le sphincter de l'urètre. L'aponévrose moyenne n'existe que dans la partie antérieure du périnée.

L'aponévrose profonde ou pelvienne

Elle recouvre le diaphragme pelvien constitué par les muscles releveurs de l'anus et les ischio-coccygiens. Elle délimite avec le péritoine une cavité appelée espace pelvi-viscéral. Elle sert de support aux paramètres utérins auxquels elle est intimement liée.

Le rôle du fascia dans tout le corps est d'assurer :

- une architecture qui sert de support aux tissus nerveux et liquidiens,
- une surface de glissement entre les différentes structures,
- le contrôle de la mobilité des organes.

Ce tissu est donc d'une grande importance pour le plancher pelvien : il doit offrir une grande mobilité aussi bien dans la physiologie de la sexualité que de l'accouchement.

Les dysfonctions

Le plancher pelvien est intimement lié au cadre osseux. Il faut donc corriger les restrictions de mobilité des iliaques et du sacrum avant d'envisager toute correction du plancher pelvien. Toutefois, nous devons garder en mémoire que le plancher pelvien peut être responsable d'une dysfonction du bassin, voire d'une dysfonction située sur une chaîne montante.

S'il n'y a pas de mobilité du plancher pelvien, il y a deux réponses possibles :

- soit le plancher pelvien est hypertonique, c'est une dysfonction par hypertonie ;
- soit il est hypotonique, il s'agit alors d'une dysfonction par hypotonie.

Cette hypo ou hypertonie du périnée affecte soit le périnée, soit le plancher pelvien, soit les deux en même temps.

Dysfonction par hypertonie

Elle peut toucher les deux quarts antérieurs, les deux quarts postérieurs, un quart antérieur et un quart postérieur homolatéral, un seul quart antérieur, un seul quart postérieur ou un quart antérieur gauche avec un quart postérieur droit (croisé) et inversement.

Dysfonction par hypotonie

Mêmes possibilités que ci-dessus.

À noter
L'hypertonique sera toujours réglé en premier, l'hypotonie pouvant être l'adaptation d'une hypertonie.

Dysfonction atypique

Les épisiotomies ou périnéotomies, toutes les interventions chirurgicales locales à visée réparatrice suite à un périnée complet ou un périnée complet compliqué.

Le traitement

- Test et correction d'un périnée antérieur hypertonique ou hypotonique.
- Test et correction d'un plancher pelvien hypotonique ou hypertonique.
- Test et correction d'un périnée cicatriciel.

Le vagin

Description anatomique

Situation

En arrière de la vessie et de l'urètre et en avant du rectum.

Structure

C'est un conduit musculo-membraneux d'une bonne élasticité qui s'étend du périnée superficiel à la jonction col-corps de l'utérus. Le col de l'utérus pénètre dans le vagin ; il est inséré dans le segment supérieur de la face antérieure vaginale. L'axe du vagin est presque parallèle au détroit supérieur et croise en arrière S3 et S4. Au repos, l'angle entre l'axe du vagin et celui du col est compris entre 90 et 100°. Il décrit une courbe légèrement concave entre la moitié supérieure du vagin et la moitié inférieure, qui forme un angle d'environ 135°, appelé cap vaginal, regardant en arrière et en bas, témoin de la tonicité des releveurs de l'anus.

Sa longueur moyenne est de 8 cm (minima 4 cm, maxima 14 cm), son calibre est : irrégulier étroit au niveau du périnée superficiel (constricteur de la vulve), il s'élargit en allant vers l'utérus.

Il est composé :

- d'une tunique externe ou fascia vaginal dépendant de l'aponévrose profonde,
- d'une tunique, moyenne, musculaire de fibres lisses en deux plans,
- d'un plan superficiel constitué de fibres longitudinales,
- d'un plan profond constitué de fibres circulaires et plexiformes,
- d'une tunique interne, la muqueuse vaginale, contenant des récepteurs hormonaux particulièrement sensibles à l'imprégnation estrogénique.

Fixité

Le vagin n'est réellement fixé qu'à ses deux extrémités.

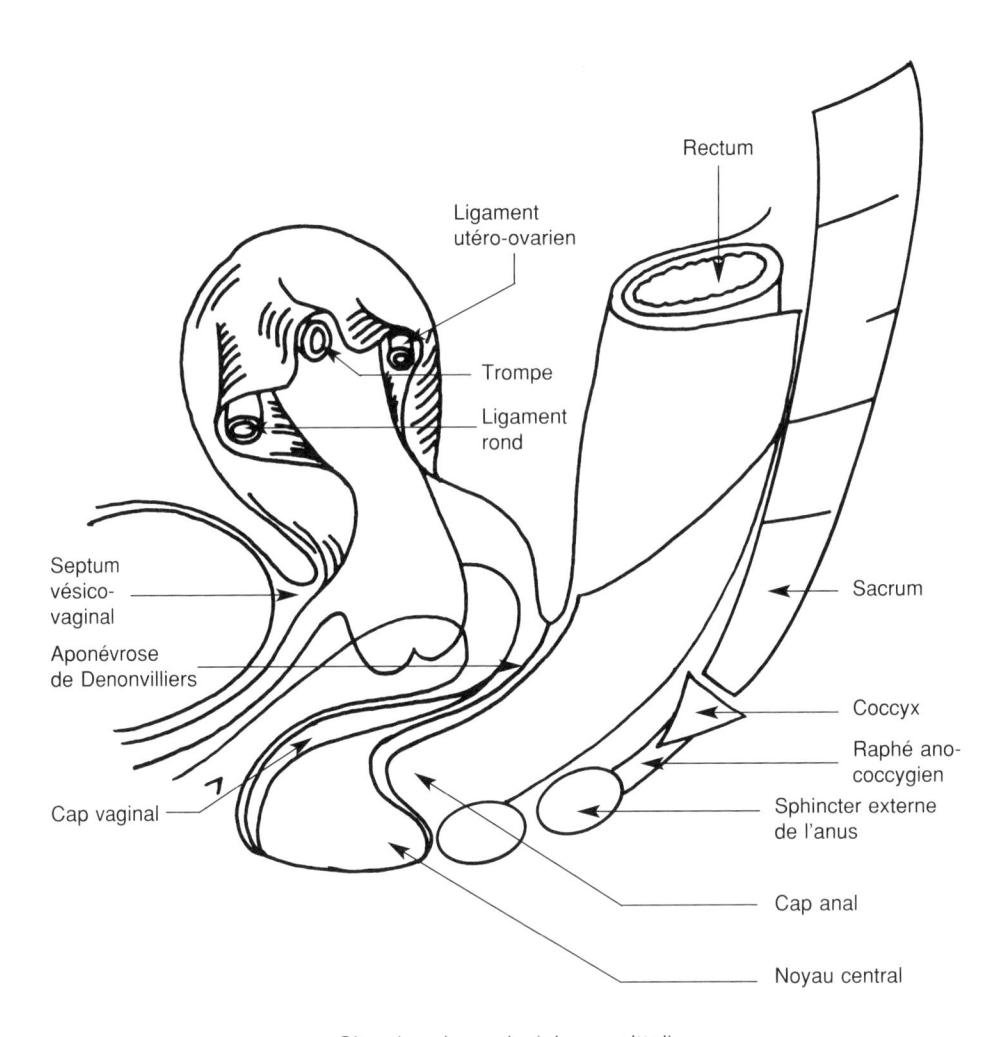

Situation du vagin (plan sagittal)

Partie supérieure

- Sa partie supérieure ou dôme vaginal est fixée à l'utérus (niveau isthmique) et suspendue à la paroi pelvienne postérieure par les lames sacro-génito-sacrées. Le col est séparé : de la paroi vaginale antérieure, par le cul-de-sac antérieur (base de la vessie), de la paroi postérieure par les culs-de-sacs postérieurs (cul-de-sac de Douglas) et des parois latérales par les culs-de-sacs latéraux (paracervix).
- Le septum vésico-vaginal, encore nommé fascia de Halban, fixe la partie supérieure du vagin à la partie postéro-inférieure de la vessie.
- La partie postérieure se repose sur l'aponévrose de Denonvilliers (du cul-de-sac de Douglas au noyau central du périnée).

Partie inférieure

- Latéralement, le feuillet supérieur de l'aponévrose périnéale moyenne s'attache sur les faces latérales du vagin.
- En arrière, il adhère au noyau central du périnée.

Le septum urétro-vaginal solidarise l'urètre et son sphincter à la partie antéro-inférieure du vagin.

Partie postérieure

- Le septum recto vaginal relie le rectum à la partie moyenne et postérieure du vagin.
- L'aponévrose de Denonvilliers.

Partie latérale

- Le paracervix est constitué d'un tissu conjonctivo-vasculaire où chemine l'artère vaginale, qui se divise en artères vésico-vaginales. Elle est accompagnée d'un plexus veineux et de quelques voies lymphatiques.
- Les releveurs de l'anus, particulièrement le chef pubien (ou partie élévatrice du releveur de l'anus), ils sont unis aux parois vaginales latérales par des adhérences conjonctives.

Soutènement

Dans sa position d'antéversion et d'antéflexion, le corps utérin se repose sur la vessie qui, elle, est maintenue en avant par les ligaments pubo-vésicaux et en arrière par la paroi antérieure du vagin qui s'appuie à son tour sur la paroi postérieure du vagin sanglée et tractée par les releveurs de l'anus.

Certains auteurs parlent du vagin comme « d'un mât de soutien ». Il est en effet dans sa partie proximale constitué de tissus tels que :

- les fascia pré et rétro-vaginaux qui doublent le vagin et le séparent de la vessie,
- le fascia sous-vésical le sépare de l'urètre,
- le fascia pré-rectal qui le sépare du rectum en arrière.

Tous ces fascias sont solidaires de l'aponévrose pelvienne qui recouvre les releveurs de l'anus.

Vascularisation

Les artères

- L'artère utérine.
- L'artère vaginale.
- L'artère honteuse interne et externe pour la vulve.

Les veines

- Réseau plexiforme qui se jette dans un plexus veineux latéro-vaginal et s'anastomose en avant avec le plexus latéro-vésical et en arrière dans les veines utérines, hémorroïdales et honteuses avant de rejoindre la veine hypogastrique.
- Pour la vulve, les veines honteuses internes puis les hypogastriques.

Les lymphatiques

Le système lymphatique existe aussi bien au niveau musculaire que muqueux et il est d'une grande importance. Il se draine :

- dans les lymphatiques utérins et dans la chaîne iliaque externe,
- dans le lymphatique vaginal puis dans la chaîne iliaque interne,
- dans le lymphatique inguinal pour la partie inférieure du vagin.

Innervation

- Plexus vaginal caverneux issu du plexus hypogastrique.
- Des branches des nerfs abdomino-génitaux et génito-cruraux.
- Des branches périnéales du nerf honteux.

Physiologie

La muqueuse vaginale est sous la dépendance de l'estrogène et de la progestérone. La muqueuse, sous l'influence de l'estrogène, s'épaissit et ralentit la desquamation des cellules épithéliales riches en glycogène qui arrivent ainsi à maturité. Le glycogène permet la production d'acide lactique fabriqué par les bacilles de Döderlein, ce qui diminue le pH vaginal à 3,4/5 et atténue les risques d'infection.

La progestérone a une action anti-proliférative et accélère le processus de desquamation de la muqueuse.

Lors d'un désir sexuel, les muqueuses sous la dépendance du système neurovégétatif vont modifier la vasodilatation du système circulatoire permettant ainsi une lubrification naturelle en plus de la sécrétion des glandes de Bartholin à l'entrée vaginale.

L'utérus

Description anatomique

On le divise en 3 parties : le corps, l'isthme, le col.

Il est composé d'une séreuse, le péritoine, d'une musculeuse composée de trois couches qui se prolongent dans les ligaments utérins et d'une muqueuse qui varie selon le cycle.

Configuration interne

La cavité du corps est de forme triangulaire. Sa capacité est d'environ 3 à 6 cc pour un utérus non gravide.

La cavité du col est une cavité réelle, constituée de « l'arbre de vie ».

Connexions de l'utérus et du péritoine

Trois zones : une zone inférieure où le péritoine se décolle facilement, une zone moyenne et une zone supérieure où le décollement est impossible.

Direction de l'utérus

La rencontre de l'axe du corps et de l'axe du col est le point central de l'utérus. Ces axes forment un angle ouvert en avant, vers la symphyse pubienne, de 100 à 120°, **c'est le point le plus fixe.**

Ce point est normalement placé au centre de l'excavation pelvienne, un peu en avant d'un plan frontal passant par les deux épines sciatiques, et sur l'axe médian de la filière pelvienne : la ligne ombilico-coccygienne.

Lorsque ce point central est situé en avant, en arrière ou latéralement par rapport à sa position habituelle, on parle d'antéposition, de rétroposition ou de latéroposition.

Lorsque les deux extrémités de l'organe (col et fond utérin) tournent en sens inverse autour d'un axe passant par le point central de l'utérus, on parle d'antéversion.

La version est définie par l'angle formé par l'axe du corps avec l'axe de l'excavation pelvienne.

Lorsque l'axe du corps et l'axe du col forment un angle ouvert en avant, on parle d'antéflexion ; ouvert vers l'arrière, on parle de rétroflexion.

L'UTÉRUS

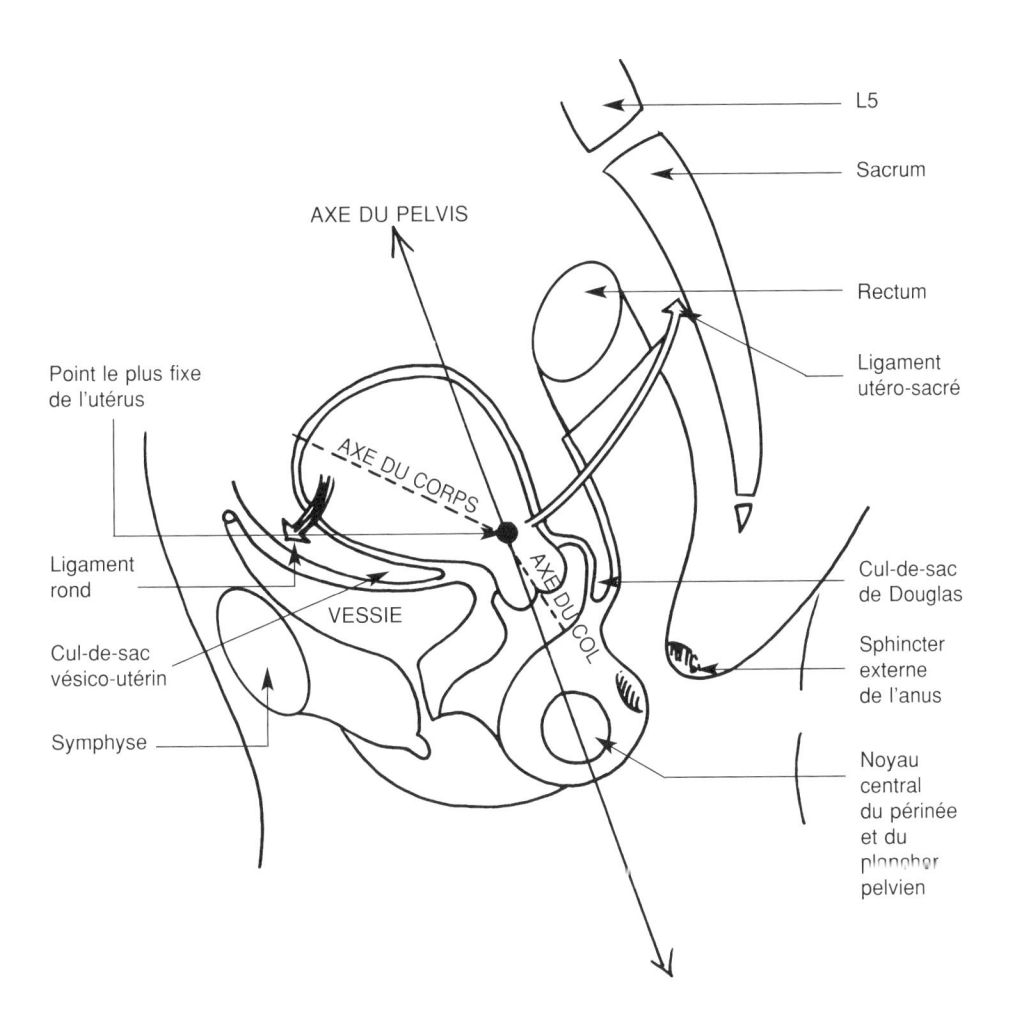

Situation de l'utérus (plan sagittal)

La flexion est définie par l'angle formé par l'axe du corps et l'axe du col.

À l'état normal, l'utérus est antéversé, antéfléchi. En fait, la position de l'utérus est variable, elle dépend du degré de réplétion des organes pelviens et de la pression abdominale.

Système de soutènement, d'orientation et de fixité

Les moyens de soutènement

- Les releveurs de l'anus et les éléments musculaires du périnée.

Le système de suspension

- L'utérus a la position d'un individu qui fait des barres parallèles, les barres correspondent aux ligaments pubo-utérins et utéro-sacrés entre lesquels pend le col.
- Sur la portion sus-vaginale s'insère tout l'appareil fibreux de suspension.
- En arrière : les ligaments utéro-sacrés (partie postérieure des lames SRGP) des faces postérieures du col et du dôme vaginal ; ils se dirigent en dedans du 2e et du 3e trou sacré.
- En avant : les ligaments pubo-vésico-utérins prennent naissance sur les faces et les bords latéraux du col et du dôme (uni avec la face postérieure par le torus uterinus de J.P. Petit) ; ils se dirigent vers la symphyse pubienne.
- Latéralement, la gaine hypogastrique de Faraboeuf (paramètres) ou encore appelée chez les Anglo-Saxons le ligament de Mackenroth.

Le système d'orientation

- Les ligaments ronds sont des cordes fibro-musculaires ; ils s'étendent de la partie antéro-latérale de la corne utérine jusqu'à la région prépubienne qu'ils atteignent en traversant le canal inguinal ; au passage ils se fixent sur les branches pubiennes. Leurs tensions induisent une rotation du corps de l'utérus.
- Les ligaments larges, pairs et symétriques sont formés par la juxtaposition latérale des lames péritonéales antérieures et postérieures qui s'étendent de l'utérus à la paroi pelvienne. Leurs tensions induisent une inclinaison du corps utérin.

L'UTÉRUS

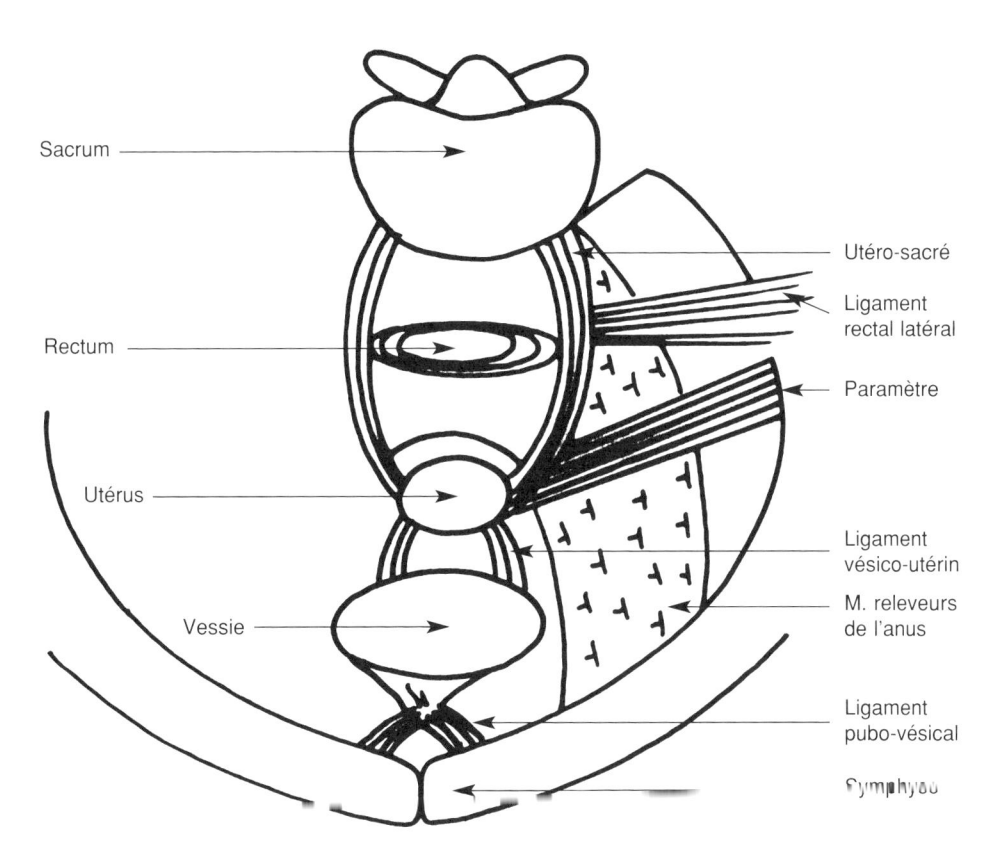

- Sacrum
- Rectum
- Utérus
- Vessie
- Utéro-sacré
- Ligament rectal latéral
- Paramètre
- Ligament vésico-utérin
- M. releveurs de l'anus
- Ligament pubo-vésical
- Symphyse

Lames sacro-recto-génito-pubiennes (vue supérieure)

L'UTÉRUS

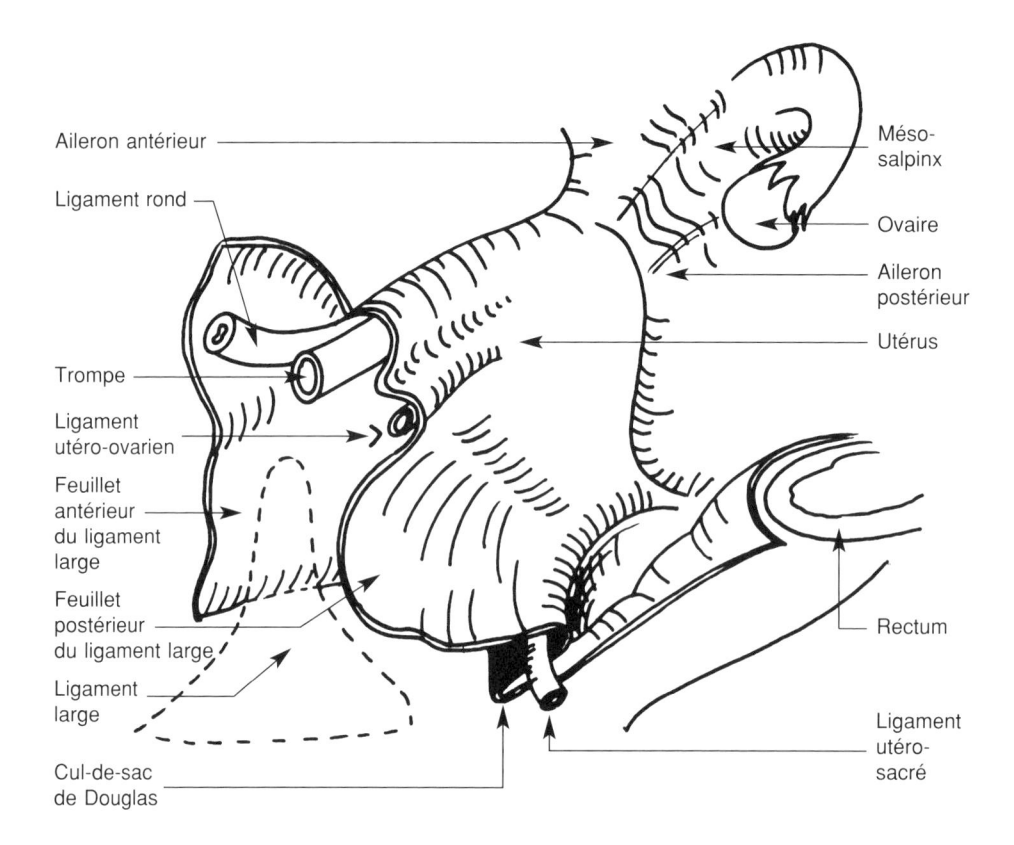

Ligament large (vue postérieure gauche)

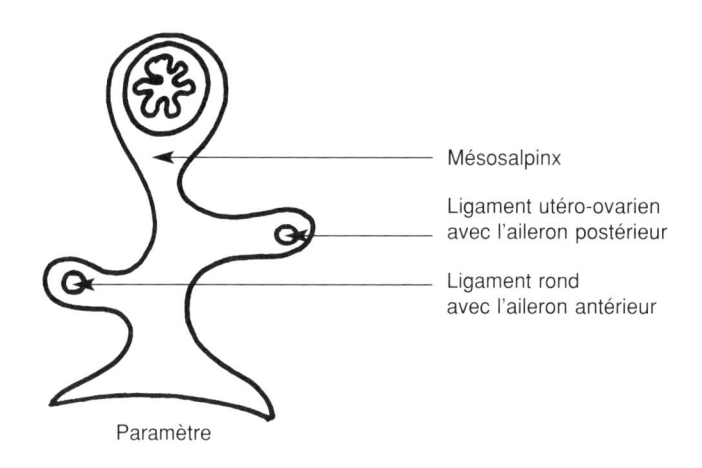

Coupe du ligament large

La statique utérine

La statique utérine est fonctionnelle si l'orientation physiologique de l'appareil génital est conservée (angle utéro-vaginal ouvert en avant). Le maintien de cette angulation nécessite :

- dans la partie inférieure, la tonicité des faisceaux élévateurs des releveurs de l'anus qui est responsable de l'antépulsion vaginale ;
- dans la partie moyenne, la présence des ligaments utéro-sacrés qui provoquent une rétropulsion vaginale ;
- dans la partie supérieure, la tonicité des ligaments ronds qui entraînent une antéflexion utérine ;
- debout, les pressions verticales relevant de la pesanteur appliquent l'utérus contre la face supérieure de la vessie. À l'effort, la pression intra-abdominale porte son appui en avant sur le pubis, en arrière au niveau de la région ano-coccygienne, celle-ci étant très résistante lorsque l'obliquité de la fente uro-génitale se rapproche de la verticale.

Schématiquement, les trois systèmes viscéraux du petit bassin s'inscrivent dans des arcs de cercles concentriques centrés sur la symphyse pubienne :

- l'arc rectal qui prend appui sur un plan osseux (sacrum et coccyx) et fibreux (le raphé ano-coccygien),
- l'arc utéro-vaginal qui se repose sur le précédent,
- l'arc vésico-urétral qui s'appuie sur les deux précédents.

Chaque arc garde sa direction grâce aux ligaments sagittaux, antérieurs, postérieurs et latéraux.

Vaisseaux et nerfs utérins

Les artères

- **L'artère utérine :** son origine varie avec le mode de division de l'hypogastrique. Le plus souvent, elle naît du tronc antérieur de l'hypogastrique entre l'ombilicale et l'obturatrice. On lui décrit trois trajets :
  - en arrière du ligament large,
  - sous le ligament large,
  - Latéralement le long de l'utérus.
- **L'artère ovarienne :** elle naît de la face antérieure de l'aorte, entre la rénale en haut et la mésentérique inférieure en bas, au niveau du disque

L'UTÉRUS

Trompe
Ligament utéro-ovarien
Artère utérine interne
Veine tubaire
Artère utérine externe

Ligament rond
Veine du ligament rond

Veine utérine

Artère du ligament rond
Plexus veineux

Artère utérine

Vessie

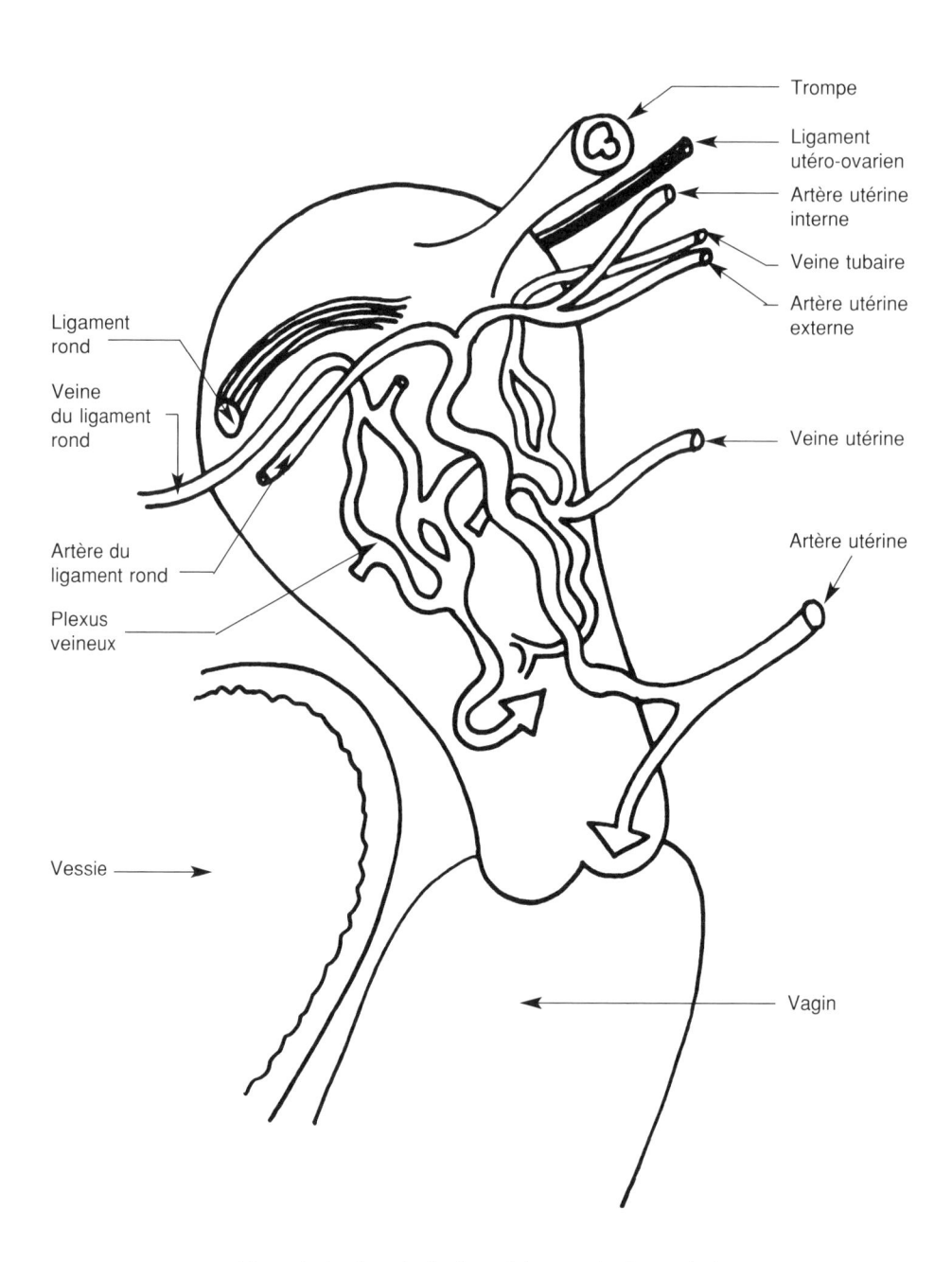

Vagin

Vascularisation de l'utérus (plan sagittal gauche)

intervertébral qui sépare L2 et L3. Elle s'anastomose avec l'artère utérine au niveau de l'ovaire et de la trompe.
- **L'artère du ligament rond :** c'est une branche de l'épigastrique. Elle parcourt le ligament rond et s'anastomose au niveau de la corne utérine avec l'artère utérine.

Les veines

Elles forment à la surface utérine un réseau plexiforme, les plexus utérins et les plexus cervico-vaginaux. Ces plexus sont richement anastomosés et se drainent dans les veines du ligament rond, dans les veines ovariennes et les veines utérines.

Le système nerveux

Plexus hypogastrique : pour le sympathique, les nerfs pré-sacrés et sacrés et pour le parasympathique, les nerfs érecteurs d'Eckardt (S2, S3, S4).

Le système lymphatique

Il est composé d'un réseau muqueux, musculaire et séreux qui se jette dans un collecteur péri-utérin qui se draine ensuite dans des collecteurs supérieurs utéro-ovariens, funiculaires et inférieurs, les pédicules iliaques externes, internes et sacrés.

Physiologie

Le cycle menstruel est de 28 jours (dans la normalité) : du 1er jour des règles au 1er jour des règles suivantes. L'endomètre se modifie sous l'influence des estrogènes et de la progestérone. Plusieurs phases sont décrites :
- La phase menstruelle (du 1er jour au 7e jour), la muqueuse fonctionnelle se détache de sa couche basale, elle est composée de 80 % de cellules de la muqueuse utérine fonctionnelle et 20 % de sang. Ce qui explique que l'on ne devrait pas trouver de caillot dans les menstruations si la qualité de la muqueuse était physiologique.
- La phase de régénération (7e et 8e jour) qui correspond à la fin des règles.

- La phase de prolifération, dominée par l'imprégnation d'estrogène. La muqueuse s'épaissit jusqu'à quatre à six millimètres jusqu'à l'ovulation.
- La phase sécrétoire (du 14e jour au 27e jour), la progestérone domine et freine l'épaississement de la muqueuse, sous son influence, la muqueuse sécrète du glycogène.
- La phase ischémique (au 28e jour), il se produit une nécrose de la zone fonctionnelle de la muqueuse utérine.

Au niveau du col, la muqueuse de l'endocol est composée d'un « arbre de vie » permettant aux spermatozoïdes de grimper aisément au travers du col. Celui-ci sécrète la glaire cervicale qui facilite l'introduction des spermatozoïdes dans la cavité utérine. L'information hormonale circulante modifie la muqueuse et la glaire (mobilité du col). Toute intervention sur le col (électrocoagulation, cicatrices post-accouchement, amputation) modifient les fonctions physiologiques du col.

Dysfonctions utérines

Les dysfonctions physiologiques

La position physiologique

L'utérus est antéversé, antéfléchi. Sa position globale est variable en fonction de la réplétion de la vessie et du rectum.

Toute restriction de mobilité de l'utérus entraîne des perturbations de vascularisation, associées ou non à des problèmes hormonaux.

L'utérus est mobilisable dans sa position antéversée, antéfléchie dans les trois plans de l'espace. Une restriction ou fixation sur un ou plusieurs paramètres peut être considérée comme une dysfonction ostéopathique de mobilité utérine.

Les dysfonctions utérines se définissent par une fixation de l'utérus dans une position ou une accumulation de restrictions de mobilité.

Les latéro-positions

L'utérus est totalement dévié (corps et col) à droite, à gauche, en haut, en bas ou en avant et en arrière par rapport à l'axe du pelvis (ligne passant au centre du détroit supérieur et du noyau central du périnée).

L'UTÉRUS

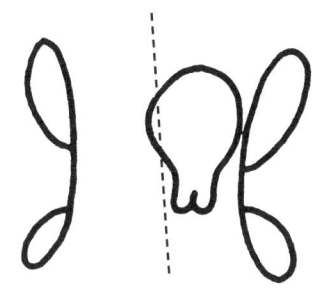

Utérus dévié à gauche

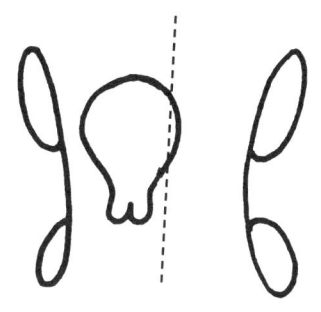

Utérus dévié à droite

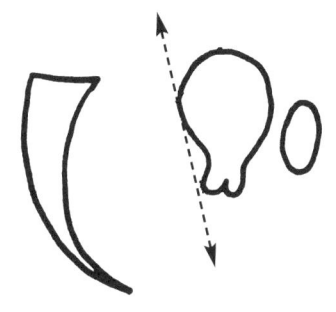

Utérus antédévié

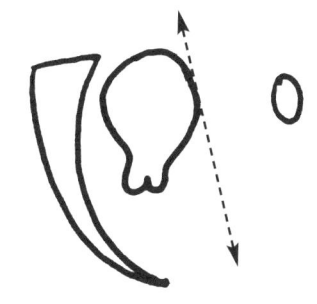

Utérus rétrodévié

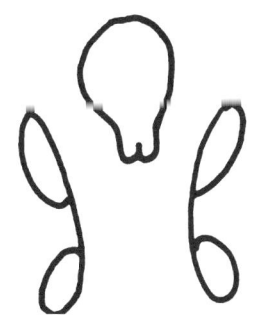

Utérus dévié supérieur

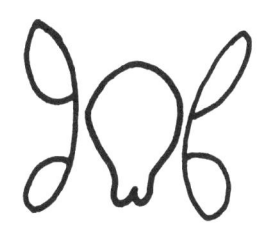

Utérus dévié inférieur

Position de l'utérus (col + corps)

Les antépositions
- Les hyperantéversions : le corps utérin se trouve au niveau de la symphyse.
- Les hyperantéflexions, l'angle entre le col et le corps est inférieur à 100°.

Les rétropositions
- Les rétroversions (trois degrés).
- Les rétroflexions.

Ces dysfonctions peuvent être induites par des séquelles d'infection utéro-annexielle, des séquelles d'accouchements traumatiques ou non traumatiques, des suites chirurgicales (appendicectomie très souvent).

Les dysfonctions atypiques utérines

Des malformations utérines, des séquelles chirurgicales lourdes, certaines grosses infections utéro-annexielles, comme les infections à chlamydiae par exemple, entraînent un remaniement de la structure.

Le traitement

Test de mobilité

Par voie externe :
- latéro-déviations,
- ligaments ronds,
- ligaments larges.

Par voie interne :
- latéro-déviations,
- ligaments ronds,
- ligaments larges,
- du corps par rapport au col, antéversion, rétroversion, inclinaison, rotation, latéroflexion,
- du col par rapport au corps, l'antéflexion, la rétroflexion,
- col antérieur, postérieur, latéral.

Traitement

- Latéro-déviations de l'utérus.

- Hyperantéversions, rétroversions, inclinaisons, rotations du corps par rapport au col, hyperflexions, latéralités du col par rapport au corps.
- Travail sur les ligaments ronds.
- Travail sur les ligaments larges.
- Travail sur les ligaments utéro-sacrés.
- Travail sur les cicatrices par voie externe et interne.

Trompes utérines ou trompes de Fallope

Description anatomique

Les trompes de Fallope ou oviductes sont situées dans l'aileron supérieur du ligament large ou mésosalpinx.

Structure

Elles sont composées de quatre tuniques :

- une séreuse revêtue par l'épithélium péritonéal,
- une tunique sous-séreuse conjonctivo-élastique,
- une musculeuse composée d'une couche profonde annulaire et d'une couche périphérique plutôt plexiforme.

Les cellules ciliées, situées à l'intérieur de la trompe, et dépendant de l'activité hormonale (atteignant leur plein développement en période pré-ovulatoire), augmentent la circulation des liquides déjà induite par le péristaltisme tubaire.

Vaisseaux et nerfs

Les artères

Elles ont deux origines :

- **Les artères utérines** se divisent en trois :
  - l'artère médiale ou rétrograde du fond,
  - la branche antérieure (tubaire médiale),
  - la branche postérieure (ovarique médiale).
- **Les artères ovariennes** se divisent en deux :
  - la branche latérale tubaire,
  - la branche ovarique latérale.

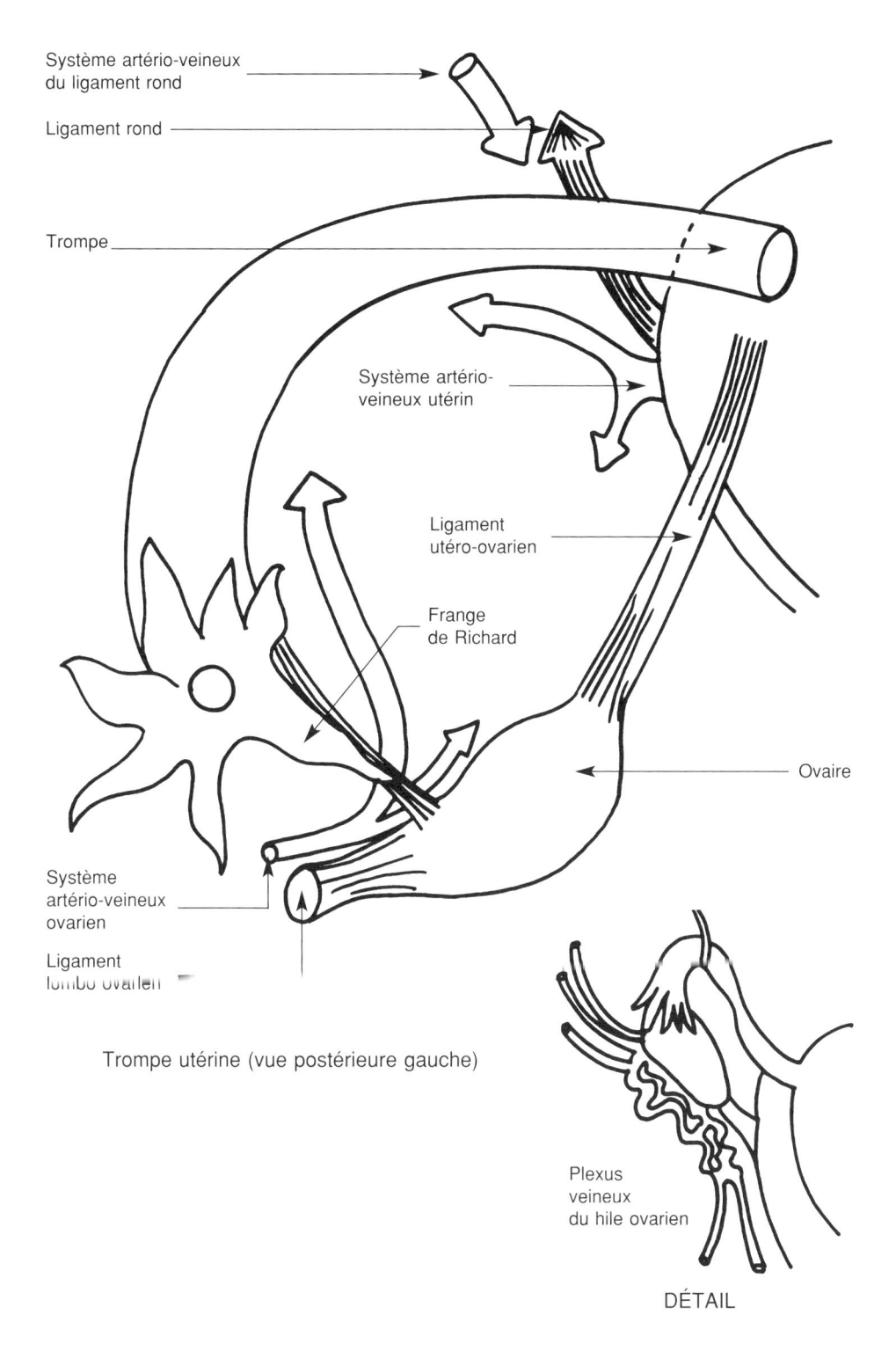

TROMPES UTÉRINES OU TROMPES DE FALLOPE

- Système artério-veineux du ligament rond
- Ligament rond
- Trompe
- Système artério-veineux utérin
- Ligament utéro-ovarien
- Frange de Richard
- Ovaire
- Système artério-veineux ovarien
- Ligament lombo-ovarien

Trompe utérine (vue postérieure gauche)

Plexus veineux du hile ovarien

DÉTAIL

- **L'arcade intra-tubaire** parallèle à la trompe d'où se détachent des artérioles.

Les veines

Les veinules se drainent dans les veines musculaires qui aboutissent au système veineux sous-séreux puis dans l'arcade veineuse intra-tubaire pour se jeter dans les veines ovariennes et utérines.

Les lymphatiques

Le système lymphatique est exceptionnellement abondant dans la séreuse. Les troncs efférents descendent comme les veines dans le mésosalpinx et s'unissent au réseau provenant de l'utérus et de l'ovaire.

Les nerfs

Le plexus nerveux ovarique dépend du plexus solaire, sous-diaphragmatique et du plexus utérin issu du plexus hypogastrique situé dans la partie postérieure des lames sacro-recto-génito-pubiennes. Ces deux systèmes s'anastomosent sous la trompe.

Physiologie des trompes

Les trompes permettent le transport des gamètes et de l'œuf fécondé. La modification de l'endomètre et de la motricité des cils intra-tubaires varie en fonction du cycle.

Dysfonction tubaire

La moitié de la trompe dans sa partie proximale dépend de la mobilité de l'utérus, l'autre moitié dans sa partie distale appartient à la mobilité de l'ovaire. Le bon fonctionnement du péristaltisme tubaire est donc dépendant d'un équilibre entre la mobilité utérine et la mobilité ovarienne. De cette perte de mobilité peuvent résulter des salpingites et des infertilités par exemple. Il convient donc de traiter la mobilité utérine et la mobilité ovarienne pour libérer la trompe de toute restriction.

Le traitement

Par voie interne :
- Test de l'élasticité de la trompe.
- Travail sur l'étirement de la trompe.

Les ovaires

Description anatomique

Considération générale

Au nombre de deux, un droit et un gauche, ils ont une fonction endocrine et exocrine.

Cliniquement, les ovaires peuvent être comprimés à travers la paroi abdominale sur le milieu d'une ligne qui réunit la symphyse pubienne à l'épine iliaque antéro-supérieure.

Fixité

- Le ligament ovarien ou ligament suspenseur de l'ovaire : il est constitué de fibres conjonctives et musculaires lisses qui entourent les vaisseaux utéro-ovariens. Il se confond à son origine avec le tissu sous-péritonéal de la région lombaire au niveau de L2.
- Le ligament tubo-ovarien : il assure le contact entre l'ovaire et le pavillon.
- Le ligament utéro-ovarien : il naît de la corne utérine en arrière de la trompe et se fixe au niveau du pôle de l'ovaire.
- Le mésovarium est un court méso qui unit l'ovaire au feuillet postérieur du ligament large ; il permet à l'ovaire de simples mouvements de charnière.
- Le ligament appendiculo-ovarien est situé à l'extrémité inférieure de l'appendice. Il est en rapport avec l'ovaire, le ligament large, la vessie, l'utérus ainsi que le rectum.
- Le ligament infundibulo-colique relie l'ovaire et la trompe gauche au méso-sigmoïde.

Vaisseaux, système lymphatique et nerfs

Les artères

- L'artère ovarienne.
- L'artère utérine.

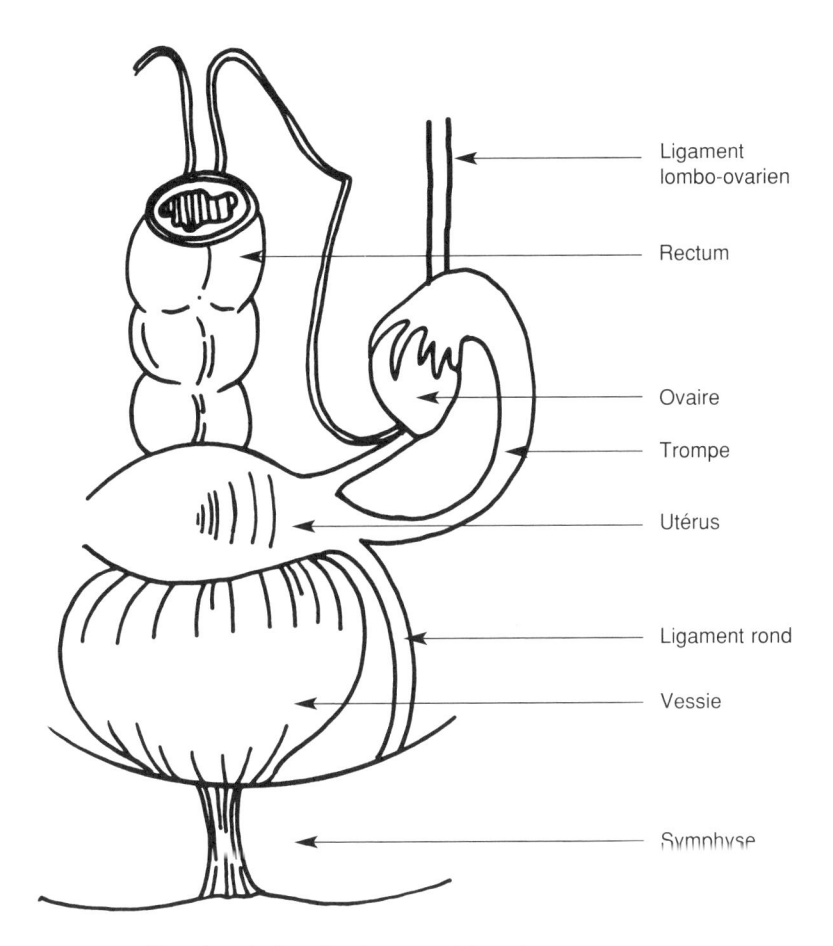

- Ligament lombo-ovarien
- Rectum
- Ovaire
- Trompe
- Utérus
- Ligament rond
- Vessie
- Symphyse

Situation de l'ovaire (vue supérieure)

Les veines

Dans le hile, elles forment un important plexus veineux ; elles se drainent essentiellement par les veines ovariennes et se jettent, à droite, dans la veine cave inférieure ; à gauche dans la veine rénale. Les veines ovariennes sont avalvulées, cela explique les dilatations (varicocèle).

Les nerfs

Le plexus utéro-ovarien naît du plexus solaire et accède à l'ovaire et à l'utérus par le pédicule lombo-ovarien. Le plexus hypogastrique donne des filets situés dans l'épaisseur du ligament utéro-ovarien.

Le système lymphatique

Il quitte l'ovaire avec les vaisseaux sanguins et forme un plexus plus important dans le hile de l'ovaire. Il suit le ligament suspenseur de l'ovaire puis, au niveau du pôle inférieur du rein, quitte les vaisseaux ovariques pour terminer dans leurs relais nodaux, à droite ; dans les nœuds lymphatiques lombaires latéro-caves et pré-caves, à gauche ; dans les nœuds lombaux latéro-aortiques et pré-aortiques. La diffusion lymphatique peut se faire directement à la citerne de Pecquet.

Physiologie ovarienne

La folliculogenèse

Elle se constitue des maturations suivantes :

- follicule primordial,
- follicule primaire,
- follicule secondaire,
- follicule dominant,
- follicule de De Graaf.

Le cycle de la folliculogenèse est de 85 jours. Il concerne 15 follicules pour chaque cycle et se termine au 5e jour du cycle en cours ; c'est la phase « recrutement ». Un follicule est sélectionné (celui qui fabrique le plus d'estradiol), c'est la phase « sélection ». Au 8e jour, le follicule sélectionné devient dominant. Il interdit alors le développement des autres follicules ; c'est la phase « dominance ». Le follicule dominant sécrète le 17 béta-estradiol ce qui induit dans les 6 à 12 heures le pic FSH et surtout LH. L'ovulation se déclenche 36 heures après le pic LH, elle correspond « au nadir », c'est-à-dire au jour le plus bas de la courbe de température.

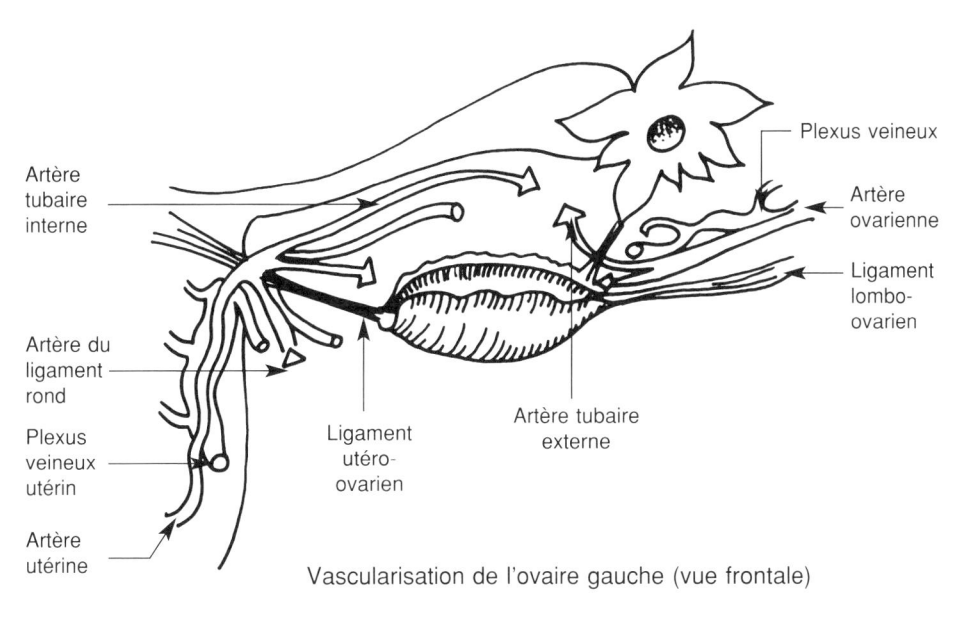

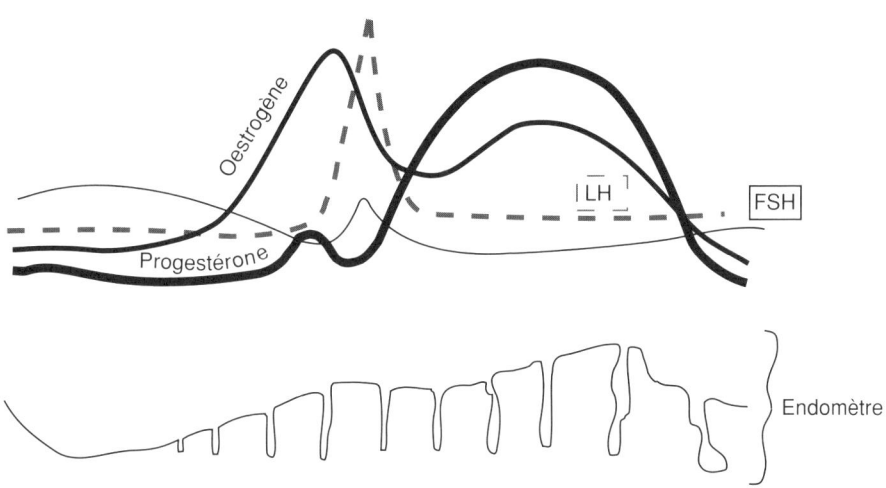

Vascularisation de l'ovaire gauche (vue frontale)

- Artère tubaire interne
- Artère du ligament rond
- Plexus veineux utérin
- Artère utérine
- Ligament utéro-ovarien
- Artère tubaire externe
- Plexus veineux
- Artère ovarienne
- Ligament lombo-ovarien

Oestrogène
Progestérone
LH
FSH
Endomètre

Courbe de température

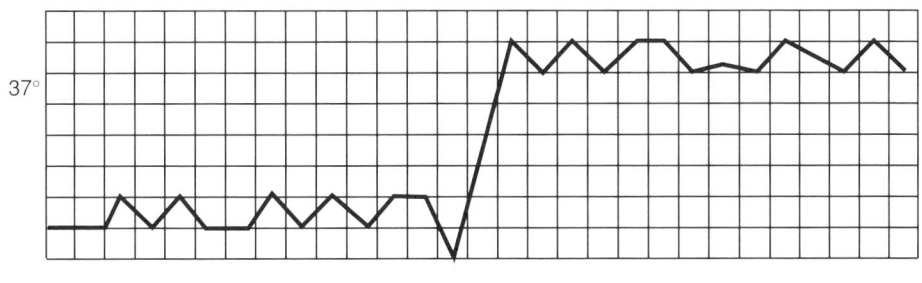

37°

Phase folliculaire   Phase perovulatoire   Phase lutérale

Courbe physiologique

La courbe de température

C'est un examen simple, gratuit, inoffensif et indispensable pour comprendre les dysfonctions en gynécologie. Elle est d'un grand intérêt si on respecte un minimum de conditions. La température doit être prise toujours avec le même thermomètre, toujours par la même voie (buccale, anale, axillaire), si possible le matin à la même heure ou à défaut à l'heure du réveil.

La température sera prise tout le long du cycle, même pendant les menstruations.

Un cycle physiologique

La température pendant les règles est aux alentours de 36,5° puis vers le milieu du cycle elle descend pendant un jour ou deux environ à 36,3°, avant d'augmenter brusquement ou progressivement pendant 3 à 5 jours à 36,8°, 37°. Ce décalage thermique est post-ovulatoire. La température se maintient alors en plateau thermique pendant 12 à 14 jours et enfin s'abaisse vers 36,5° la veille ou le jour des règles.

Plusieurs phénomènes peuvent être observés au cours d'un cycle normal. Il faut savoir que la température basale est donnée à titre indicatif car elle varie selon les individus. Afin d'affiner la courbe de température, il peut être demandé aux patientes de noter l'heure du réveil, les prises de médicaments, les rhumes ou autres petites pathologies pouvant modifier la température. Dans le cas d'une infertilité, nous demandons de noter les rapports ainsi que les saignements ou les écoulements séreux ou séro-sanguinolants.

Un cycle anovulatoire

La température est monophasique. Elle ne présente alors aucun aspect de plateau thermique et peut montrer d'importantes fluctuations sans pour autant indiquer une ovulation. Dans le cas de cycles anovulatoires, les dysfonctions ostéopathiques centrales et locales sont à retenir.

Allongement du cycle

Le cycle se prolonge au-delà de 30 jours. La courbe de température permet de visualiser le décalage thermique qui signe l'ovulation et la durée du plateau lutéal. En fonction de la réponse, nous penserons à une dysfonction ostéopathique plutôt centrale (crânienne) ou locale (ovarienne, utérine, tubaire). Par exemple, dans un cycle de 34 jours, le plateau lutéal est de

Cycle normal

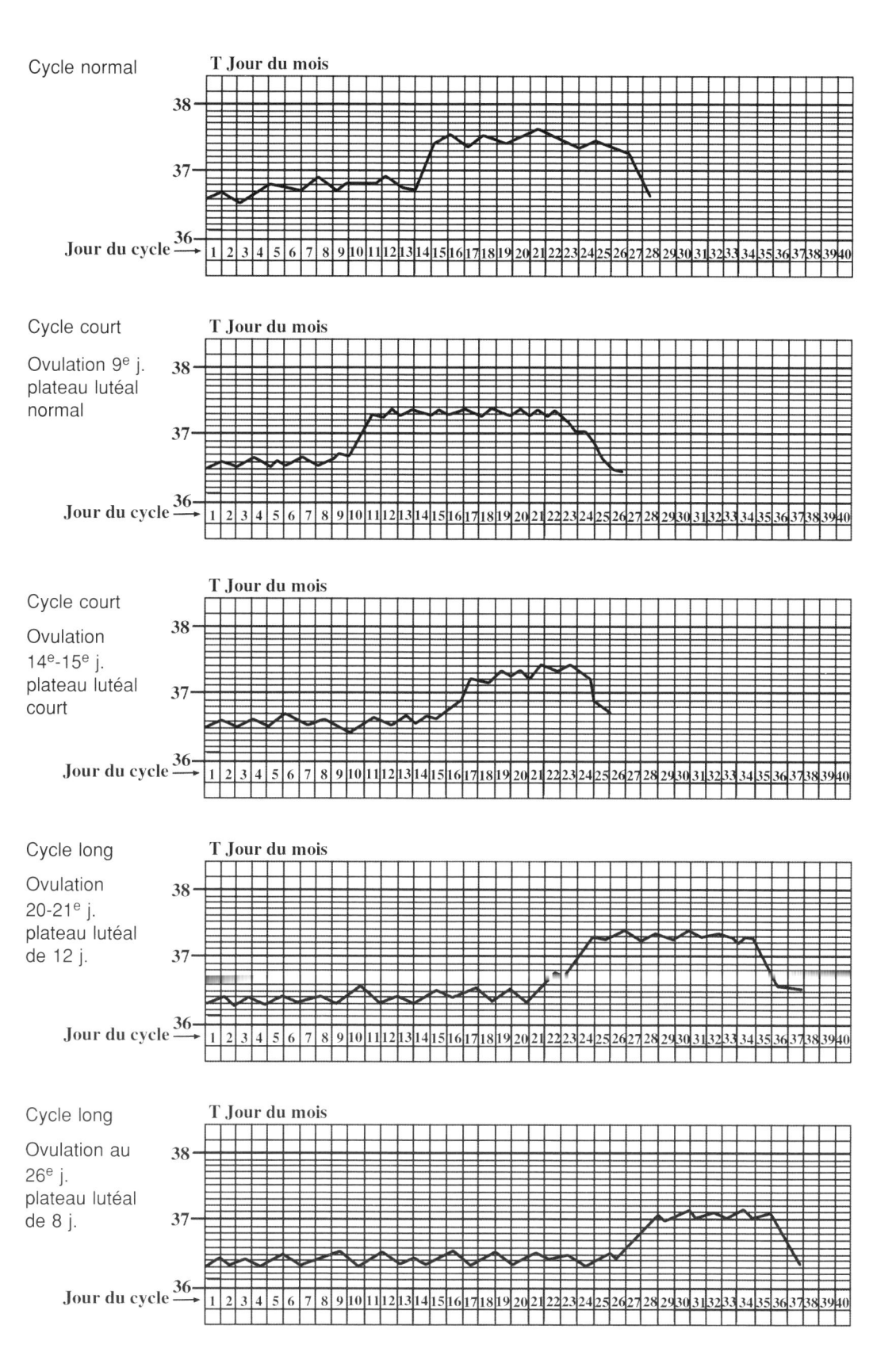

Cycle court
Ovulation 9ᵉ j.
plateau lutéal normal

Cycle court
Ovulation 14ᵉ-15ᵉ j.
plateau lutéal court

Cycle long
Ovulation 20-21ᵉ j.
plateau lutéal de 12 j.

Cycle long
Ovulation au 26ᵉ j.
plateau lutéal de 8 j.

Courbes de température

14 jours et l'ovulation advient au 20ᵉ jour. Cette courbe permet d'évoquer une raison plutôt centrale (crânienne) : l'ovaire a une réaction tardive par mauvaise stimulation centrale ; la réponse ovarienne est normale puisqu'il y a une ovulation et un bon plateau lutéal.

Toujours dans un cycle de 34 jours, l'ovulation est placée au 25ᵉ jour et le plateau lutéal n'est que de 9 jours. Nous évoquerons dans ce cas plutôt une raison locale : l'ovaire a du mal à amorcer une réponse ; la production de progestérone est insuffisante.

Cycle court

C'est un cycle d'une durée inférieure à 26 jours. L'ovulation peut être tardive. Le plateau lutéal est inférieur à 11 jours. Nous penserons plutôt à une dysfonction locale.

La courbe de température n'est qu'une indication et souvent l'association de dysfonctions centrales et locales est surprenante. Les tests de mobilité des différentes zones restent primordiaux.

Dysfonctions ostéopathiques

Les ovaires sont situés l'un à droite et l'autre à gauche dans la cavité pelvienne, en arrière des ligaments larges et contre la paroi latérale du bassin. Chez la nullipare, l'ovaire est situé en dessous du détroit supérieur, à un ou deux centimètres au-dessus du bord supérieur du muscle pyramidal. Chez la multipare, les ovaires descendent dans la cavité pelvienne. L'axe de celui-ci est oblique en bas et en dedans surtout chez les multipares.

Le volume des ovaires est variable : il se modifie au cours du cycle et en fonction et de l'âge de la patiente.

Les ovaires sont contenus dans les fossettes ovariennes dont les profondeurs sont variables. Le ligament utéro-ovarien assure le contact avec le pôle inférieur de l'ovaire et dans son pôle supérieur, il est suspendu par le ligament lombo-ovarien. D'autre part, les ovaires sont contenus dans le mésovarium qui l'unit au feuillet postérieur du ligament large. Cela lui permet des mouvements de charnière sur un axe oblique matérialisé par le ligament lombo-ovarien et le ligament utéro-ovarien. Il doit être mobilisable dans les trois plans de l'espace et capable d'effectuer un mouvement de charnière par rapport à l'axe oblique.

Les dysfonctions ostéopathiques physiologiques de l'ovaire

Sont exclues les restrictions de mobilité, conséquences d'une dysfonction utérine ou viscérale sus-jacente. Celle-ci sera traitée avant de tester l'ovaire.

Un ovaire est en dysfonction lorsqu'il est fixé dans une latéroposition, une antéposition ou une rétroposition ou captif de la trompe (suite à une infection au Chlamydia par exemple).

Les dysfonctions ostéopathiques non physiologiques de l'ovaire

Dans des relâchements importants des ligaments, l'ovaire descend dans le cul-de-sac de Douglas ou, dans le cas d'ectopie inguinale, s'échappe de la cavité abdominale pelvienne. Le traitement ostéopathique dans ces cas est la plupart du temps illusoire.

Le traitement

Par voie interne

La mobilité de l'ovaire dépend :

- d'une part, de celle de l'utérus et de la trompe ; d'autre part, de la mobilité des organes viscéraux placés autour, au-dessus, en avant et en arrière.

Une fois les dysfonctions périphériques corrigées, nous pourrons tester et traiter l'ovaire.

- Palpation de l'ovaire (est-il congestif ou ischémique ?).
- Tester la mobilité de l'ovaire par rapport au mésovarium (mouvement propre de l'ovaire).
- Mobilisation de l'ovaire dans les trois plans de l'espace.

Correction d'une dysfonction ovarienne

- Par rapport au mésovarium.
- Par rapport aux ligaments suspenseurs de l'ovaire.
- Par rapport aux ligaments les reliant à l'appendice et au sigmoïde.
- Par rapport à l'utérus et à la trompe.
- Par rapport aux adhérences.

La vessie

Description anatomique

Structure

La vessie est un réservoir dont la musculeuse, le détrusor, se distend au fur et à mesure du remplissage. Cette musculeuse est composée de trois couches musculaires. Elle possède deux sphincters, dont un lisse : le col vésical, à la base de la vessie. Il est constitué par la musculeuse de la vessie. Ce sphincter est passif et fonctionne comme un clapet. Le deuxième sphincter, dit actif, constitué par des fibres en provenance des muscles transverses profonds, est un sphincter strié dont la commande est volontaire.

L'urètre évacue les urines à l'extérieur. L'occlusion du col vésical est un système à double lacet formé par la disposition des couches du détrusor.

La position de la vessie est assurée par des éléments assurant sa fixité :

- Les éléments de soutènement : le plancher pelvien, le vagin par les septum vésico-vaginaux, le noyau central du périnée.
- Les ligaments de la vessie : les ligaments pubo-vésicaux (de la face postérieure de la symphyse pubienne au col vésical), « les ligaments vésico-latéraux ou septum vésico-vaginaux » (provenant de la tente hypogastrique suivant les artères ombilicales), « les ligaments vésico-utérins » qui correspondent plus à un accolement du péritoine à la base de la vessie au niveau de la partie supra-vaginale du col.
- Les attaches antérieures : l'ouraque qui relie la vessie à l'ombilic.
- Les fascias : le péritoine qui adhère au sommet de la vessie et à sa face supérieure et le fascia ombilico-prévésical qui relie les ligaments pubo-vésicaux au fascia pelvien profond.

Vaisseaux et nerfs

Les artères

- En bas et latéralement, les artères vésicales inférieures (branches de l'hypogastrique).
- En bas et en arrière, les rameaux vésicaux des artères hémorroïdales moyennes et des rameaux des artères utérines et vaginales.

LA VESSIE

Artère iliaque externe

Artère iliaque interne ou hypogastrique

Trompe utérine

Veine iliaque externe

Ligament utéro-ovarien

Ligament rond

Ouraque

Utérus

Vessie

Vagin

Urètre

Symphyse

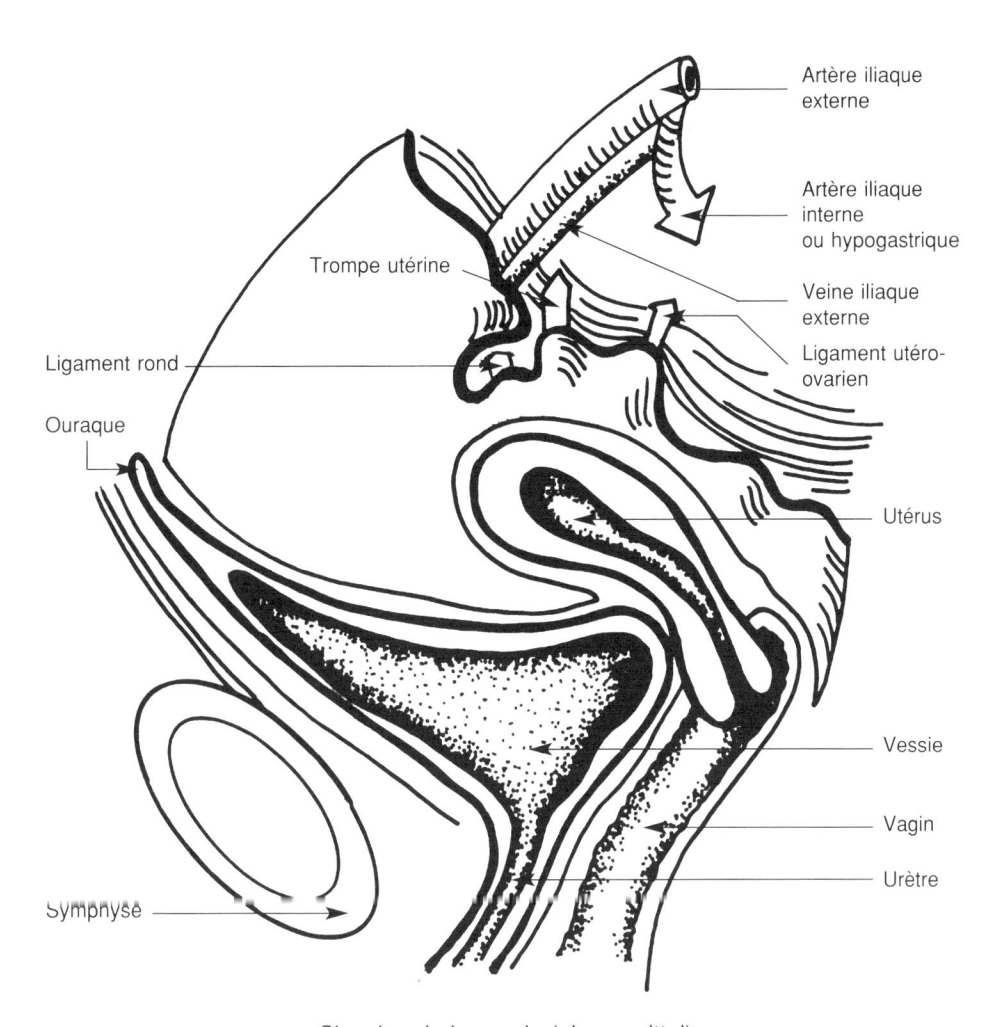

Situation de la vessie (plan sagittal)

123

- En bas et en avant, les artères vésicales antérieures (honteuse interne).
- En haut, les artères vésicales supérieures (branches de l'obturatrice) et de la partie perméable de l'artère ombilicale.

Les veines

Plexus veineux superficiel qui se jette en avant dans le plexus de Santorini, latéralement dans les plexus utéro-vaginaux puis dans les veines hypogastriques.

L'innervation

Elle est double : l'une est neurovégétative et l'autre est motrice volontaire.

Les centres médullaires
- D11 à L2 pour le système sympathique α et ß. Les récepteurs ß sont prédominants au niveau du détrusor ; les récepteurs α sont prédominants au niveau du col vésical.
- S2 à S4 pour le système parasympathique (nerfs érecteurs).
- S2 à S4 pour la fonction motricité volontaire assurée par les nerfs honteux internes qui innervent le sphincter strié.

Les centres supérieurs
- Le centre cortical principal frontal et préfrontal : c'est le centre de la miction volontaire.
- Les centres sous-corticaux au niveau du noyau gris : ce sont les centres de l'action inhibitrice de la miction.
- Le centre du tronc cérébral dont le centre réflexe qui assure la contraction du détrusor.
- Les centres cérébelleux, qui contrôlent la coordination des différentes fonctions.

Les voies sensitives
- Sensibilité proprioceptive, tels les barorécepteurs et les vélo-récepteurs (parasympathique).
- Sensibilité extéroceptive, tactile, thermique (nerf hypogastrique).
- Sensibilité des organes voisins comme le péritoine, l'utérus, les ovaires.
- Sensibilité somatique, via le sphincter strié et les releveurs de l'anus.

Les voies motrices
- Sympathique qui ferme le col vésical et l'urètre, et relâche le détrusor.

LA VESSIE

- Vessie
- Sphincter lisse
- Sphincter strié
- Urètre

Nerfs érecteurs
(parasympathique
S_2-S_3-S_4)

Nerfs pré-sacrés
(orthosympathique
D_{11}-D_{12}-L_1-L_2)

Nerfs honteux
(somatique S_1-S_4)

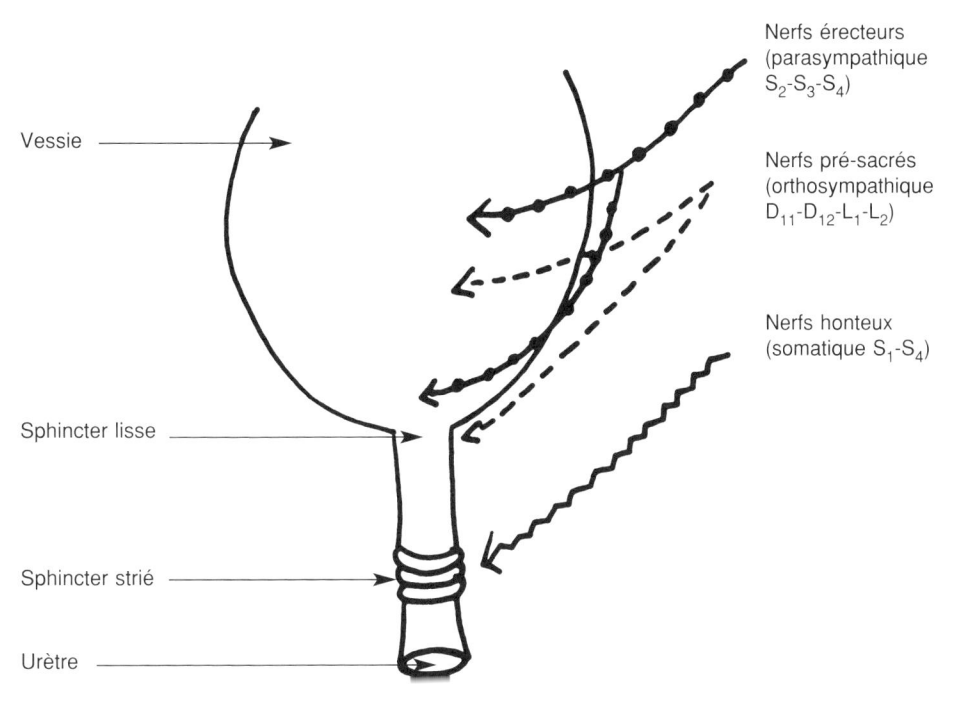

Innervation de la vessie

- Parasympathique qui contracte le détrusor et ouvre le col vésical et l'urètre.
- Somatique, les nerfs honteux.

Physiologie

L'organisation nerveuse du contrôle mictionnel comprend :

- Un circuit cortex frontal - tronc cérébral, qui contrôle la miction volontaire ;
- Un circuit tronc cérébral - moelle sacrée qui gouverne le réflexe mictionnel (vidange complète) ;
- Un circuit sphincter strié - détrusor (relais médullaire sacré) qui permet la synchronisation entre l'ouverture et la fermeture des sphincters et la contraction ou le relâchement du détrusor ;
- Un circuit cortex frontal - sphincter strié (avec relais médullaire) pour assurer le contrôle volontaire du sphincter strié.

Organisation mécanique

Physiologiquement, la vessie est amarrée en avant par un système actif, élastique puisque essentiellement constitué par le chef pubien du releveur de l'anus et la partie fibreuse du noyau central du périnée ; en arrière par un système passif, peu élastique constitué par une partie des lames sacro-recto-génito-pubiennes c'est-à-dire les ligaments utéro-sacrés et « les ligaments vésico-vaginaux ».

La continence est la résultante du bon fonctionnement des voies nerveuses, de la tonicité des amarrages antérieurs, postérieurs et inférieurs vésicaux ainsi que d'une mobilité des organes viscéraux pelviens, lors d'efforts de poussée, ils se déplacent en bas et en arrière alors que les berges du col vésical restent accolées et se meuvent simultanément. Les contractions du diaphragme pelvien qui élèvent le noyau central, verrouillent le hiatus uro-génital, servant ainsi d'appui à la base de la vessie.

Dysfonctions ostéopathiques

- Vessie en restriction de mobilité en position supérieure, inférieure, antérieure, postérieure.

Le traitement

Des organes périphériques

Tests et corrections :
- des iliaques,
- du sacrum,
- de l'utérus et de ses annexes,
- du plancher pelvien,
- des lames sacro-recto-génito-pubiennes,
- du cadre colique,
- de l'intestin grêle,
- de la racine du mésentère.

Traitement de la vessie

- Tests et corrections d'une vessie antérieure, postérieure, inférieure et supérieure.

Le sein

Rappel anatomique du sein

Configuration externe

Le sein est composé :
- d'une zone périphérique convexe arrondie,
- d'une zone moyenne : l'aréole sur laquelle se détachent 10 à 12 saillies, les tubercules de Morgani (glandes sébacées),
- d'une zone centrale où s'ouvrent les orifices des conduits lactifères.

Configuration interne

Le corps mammaire est encapsulé dans un dédoublement du fascia superficiel thoracique.

Sous le sein, le plan musculaire est constitué par le petit pectoral, le sous-clavier et son fascia clavi-pectoro-axillaire, le grand pectoral.

Au niveau osseux, le sein correspond aux côtes : K3, K4, K5, K6.

Au niveau aponévrotique, le sein est en relation avec l'aponévrose du grand pectoral pour une partie (qui se continue dans le deltoïde et les fascias des muscles du cou) et avec les fascias des muscles obliques externes de l'abdomen.

Fixité

Les ligaments suspenseurs sont des septums fibreux solidaires des fascias pré-mammaires et post-mammaires (dédoublement du fascia superficialis). La peau est solidaire au fascia pré-mammaire qui la double.

La structure du sein

La zone périphérique sous le plan cutané est constituée par un tissu graisseux pré-mammaire.

Le corps mammaire est divisé en lobules. Chaque lobule est formé d'un groupe d'acini pédiculés par un canal intralobaire. La réunion de ces canaux interlobaires donne un conduit lactifère. On en décompte entre 15 et 20 par sein.

LE SEIN

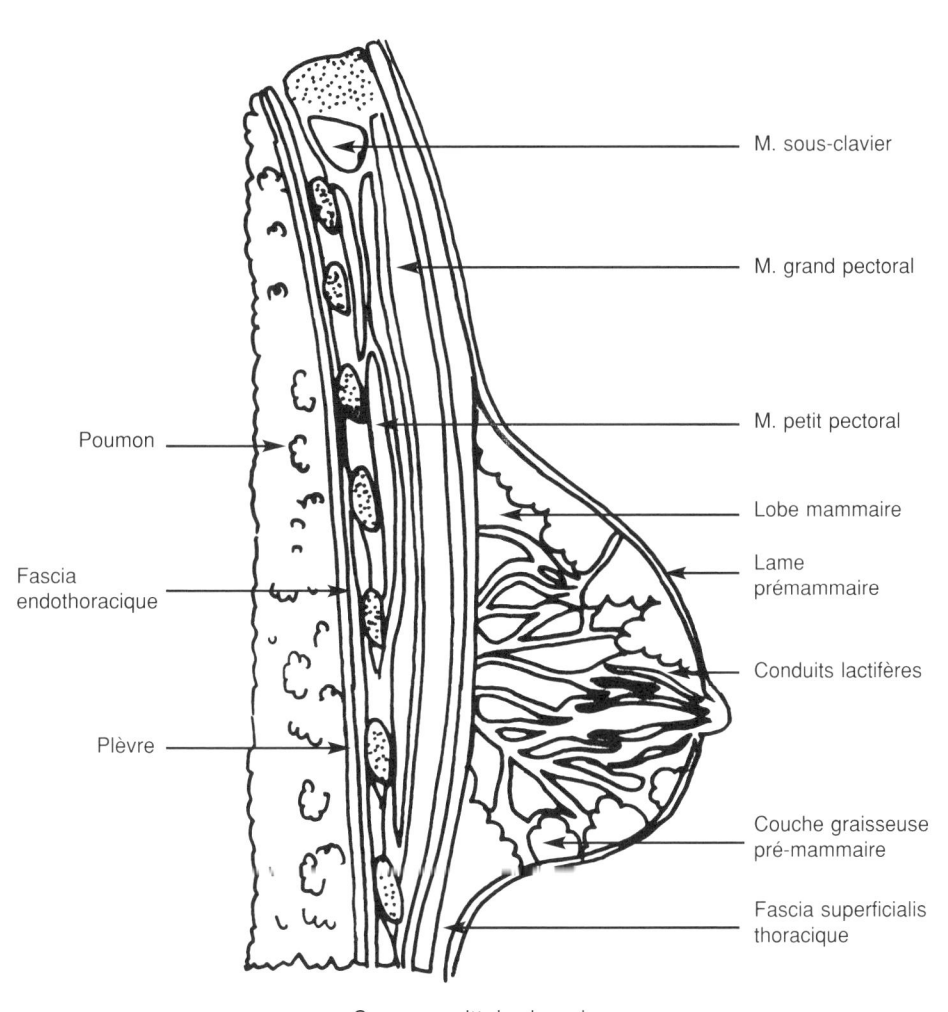

- M. sous-clavier
- M. grand pectoral
- M. petit pectoral
- Lobe mammaire
- Lame prémammaire
- Conduits lactifères
- Couche graisseuse pré-mammaire
- Fascia superficialis thoracique
- Poumon
- Fascia endothoracique
- Plèvre

Coupe sagittale du sein

La zone aréolaire est composée de cellules riches en granulations pigmentaires en couche profonde. Le derme contient des follicules pileux, des glandes sudoripares, des glandes sébacées (tubercule de Morgani), et des glandules galactogènes et des fibres musculaires, concentriques à la base du mamelon, ainsi que des fibres provenant du mamelon et croisant les précédentes.

Le mamelon, tissu fibro-élastique contient entre 12 à 15 conduits lactifères, possède des muscles mamillaires dont la contraction durcit et rétrécit les conduits lactifères et durcit le mamelon.

Vascularisation

Artères

Artère thoracique ou mammaire interne, issue de la face interne de la sous-clavière : elle descend le long de la face postérieure des six premiers cartilages costaux. L'une de ses branches terminales est l'artère épigastrique supérieure (voir chapitre *La congestion pelvienne passive*).

Une autre traverse le deuxième espace intercostal. C'est *l'artère principale médiale*. Elle vascularise la moitié supérieure du sein.

L'artère axillaire est issue de la susclavière qui donne des branches collatérales dont *l'artère thoracique latérale* vascularise la partie externe et inférieure.

Les artères intercostales sont issues des perforantes externes.

Les veines

Un réseau veineux superficiel, sous-cutané au-dessus du fascia prémammaire : il se jette dans les veines jugulaires externes, céphaliques et sous-cutanées de l'abdomen.

Un réseau veineux profond : il s'anastomose au réseau superficiel et se draine dans les veines thoraciques internes ou vers la veine axillaire et les intercostales profondes.

Innervation

Les nerfs cutanés superficiels sensitifs dont les origines sont :

- la branche supra-claviculaire du plexus cervical,
- les branches thoraciques du plexus brachial,
- les rameaux perforants des 2e, 3e, 4e, 5e et 6e nerfs intercostaux.

Les nerfs profonds sont des filets **sympathiques** qui suivent le réseau vasculaire.

Système lymphatique

Il est composé d'un réseau superficiel et profond, les voies efférentes mammaires sont :

- les voies axillaires ou latérales,
- les voies efférentes mammaires médiales,
- les voies efférentes supra-claviculaires,
- les voies efférentes intercostales.

Le système lymphatique est constitué de nombreux nœuds lymphatiques ou relais nodaux du sein. Leurs localisations sont très importantes car l'adénopathie est essentielle dans les problèmes de dépistage du cancer du sein et nous devons lors de notre travail être très vigilants pour aider au dépistage d'une pathologie éventuelle.

Nous trouverons :

- un groupe pectoral de la 6e à la 2e côte, contre le bord latéral du grand pectoral,
- un groupe sus claviculaire,
- un groupe central, qui siège au centre du creux axillaire,
- un groupe inter-pectoral,
- un groupe latéral qui s'étale du tendon du grand pectoral jusqu'à l'origine de la veine acromio-thoracique,
- un groupe apical au-dessus de la veine acromio-thoracique.

Il existe aussi le long de la thoracique interne des nœuds para-sternaux et intercostaux au nombre de 1 à 3 par espace.

L'ensemble se collecte principalement à la base du cou, au carrefour jugulo-sous-clavier.

La thyroïde

Anatomie

C'est une glande endocrine impaire et médiane, en forme de H et composée de deux lobes. Elle est contenue dans une gaine fasciale.

Composition

Cette gaine est composée :

- en avant et latéralement de l'aponévrose cervicale moyenne ;
- sur la face postérieure, la gaine disparaît, ce sont des tractus fibreux qui la solidarisent avec la trachée ainsi que des formations ligamentaires issues des gaines vasculaires thyroïdiennes. Il est important de noter ses rapports avec les gaines vasculaires qui soutiennent la carotide en dedans et la jugulaire interne en dehors ainsi que le pneumogastrique en arrière, les nerfs récurrents qui montent de chaque côté de la trachée adhérant très souvent avec les ligaments de Gruber ;
- sur la face interne, la thyroïde se fixe sur l'axe viscéral, l'arbre aérien (cricoïde et trachée), et sur l'axe digestif (pharynx, œsophage) ;
- sur le pôle inférieur, la gaine se poursuit par la lame thyro-péricardique qui va englober le thymus avant de constituer une partie des ligaments sterno-péricardiques supérieurs et les vaisseaux thyroïdiens inférieurs.

Vascularisation

Les artères

- Les artères thyroïdiennes, issues de la carotide externe :
  - L'artère supérieure dont l'origine se situe légèrement en dessous de la corne de l'os hyoïde ;
  - L'artère inférieure ;
- L'artère sterno-cléido-mastoïdienne.
- L'artère laryngée supérieure.
- L'artère laryngée inférieure.

LA THYROÏDE

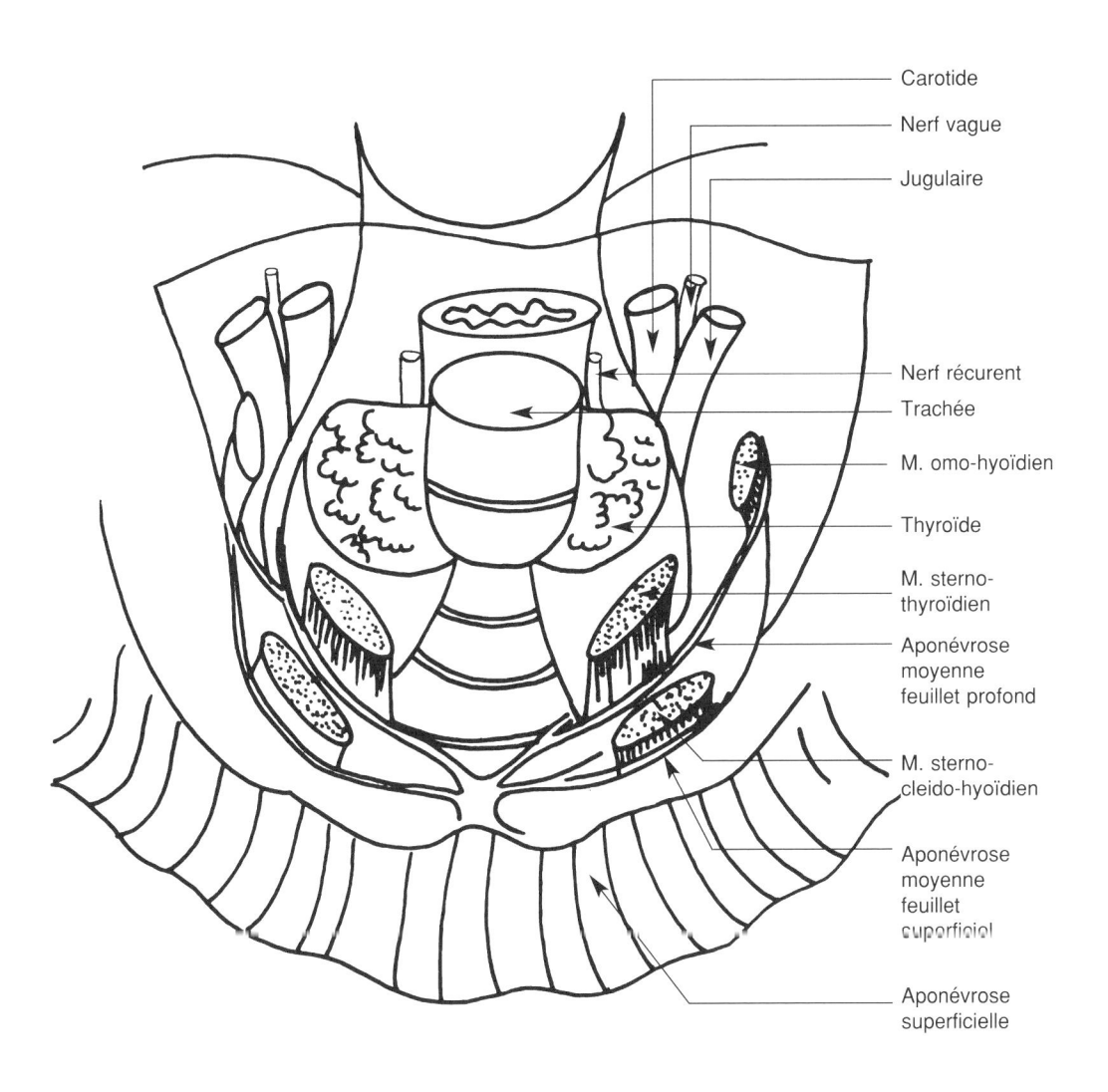

- Carotide
- Nerf vague
- Jugulaire
- Nerf récurent
- Trachée
- M. omo-hyoïdien
- Thyroïde
- M. sterno-thyroïdien
- Aponévrose moyenne feuillet profond
- M. sterno-cleido-hyoïdien
- Aponévrose moyenne feuillet superficiel
- Aponévrose superficielle

Situation de la thyroïde (plan frontal)

Les veines
- Les veines thyroïdiennes supérieures droite et gauche rejoignent le tronc veineux thyro-lingo-fascial ou la jugulaire interne.
- Les veines thyroïdiennes moyennes se jettent dans la jugulaire interne.
- Les veines thyroïdiennes inférieures descendent dans la lame thyro-péricardique jusqu'au tronc brachio-céphalique gauche.

Innervation

Pour l'innervation orthosympathique

Des rameaux vasculaires des ganglions cervicaux supérieurs et moyens pour la fonction de la vasomotricité.

Pour l'innervation parasympathique

Les nerfs laryngés supérieurs et inférieurs ou récurrents issus du pneumogastrique ou vague.

Physiologie

La thyroïde produit deux hormones : la thyroxine (T4, prohormone) et la triiodothyromine (T3, hormone active). T3 est 2 à 4 fois plus active que T4. La conversion de T4 en T3 se fait essentiellement dans le foie et les reins.

La régulation

La concentration plasmatique de T3 et T4 est relativement constante. Ces deux hormones sont contrôlées par la thyrotropine (TSH) au niveau de l'hypophyse et la thyréostimuline (TRH) au niveau de l'hypothalamus. Cette régulation s'effectue par l'intermédiaire de l'adénosine monophosphate cyclique (AMPc).

Ses principales actions

T3 et T4 augmentent, en général, la consommation d'oxygène au cours d'une activation des échanges énergétiques et favorisent la production de chaleur. Ces deux hormones stimulent la croissance et la maturation en particulier du cerveau et des os. Elles ont une action sur le cœur : elles provoquent une bradycardie en cas d'une hypothyroïdie. Les hormones thyroïdiennes agissent sur l'anabolisme des actino-myosines et donc sur le fonctionnement des fibres contractiles musculaires.

À noter que toutes les fonctions endocriniennes gynécologiques sont perturbées en cas de dérèglement de la thyroïde.

En cas de dérèglement de la thyroïde, le cycle est déréglé, les follicules n'arrivant pas à maturité. L'hypothyroïdie peut-être associée à une galactorrhée due à une hyperprolactinémie.

L'hypothyroïdie infantile entraîne une hypersécrétion de TSH réactionnelle à l'hypothyroïdie primitive. À son tour, cette hypothyroïdie est responsable d'une sécrétion anormale des gonadostimulines qui induit une puberté précoce.

Valeur normale

Thyroxine totale (T4) : 60 à 140 nmol/l.
Triiodothyronine totale (T3) : 1 à 2 nmol/l.

Dysfonction

La thyroïde est fixée comme nous l'avons décrit dans une loge fasciale, composée d'une structure cartilagineuse et aponévrotique. Cette loge modifie sa forme en fonction de l'inspiration et de l'expiration thoracique. L'inspiration thoracique s'accompagne d'une délordose des cervicales entraînant avec elle l'aponévrose cervicale profonde vers le haut et l'arrière ; les épaules s'ouvrent, tirant latéralement l'aponévrose cervicale superficielle ; le diaphragme descend mettant en tension les ligaments suspenseurs péricardiques et la lame thyro-péricardique ; la thyroïde est alors tractée vers le bas. Cet étirement vers le haut et le bas en même temps s'accompagne d'une expansion latérale. Par ce mouvement, les liquides (sang et lymphe) sont chassés vers l'extérieur. L'expiration thoracique apporte un relâchement qui permet le remplissage mécanique liquidien des tissus de la thyroïde. Ces mécanismes de contracté-relâché permettent notamment au liquide de circuler.

Une dysfonction thyroïdienne peut donc résulter d'une dysfonction de mobilité des structures osseuses, musculaires et aponévrotiques qui entourent la thyroïde.

Dysfonctions du cadre osseux

Cervicales, premières côtes, os hyoïde, cartilage cricoïde, mandibule, manubrium sternal.

Dysfonctions viscérales

Œsophage, pharynx, cœur.

Dysfonctions des fascias et des muscles

Aponévrose cervicale moyenne, muscles sus et sous-hyoïdiens, péricarde.

Le traitement

Techniques locales

- Fascia antérieur du cou.
- C7/D1.
- Les 2 clavicules.
- Manubrium/sternum.
- Loge viscérale du cou

Techniques neurovégétatives

- Stimulation de C6/C7, C7/D1, D1/D2.
- Articulations des côtes.

Traitement général

- Foie.
- Diaphragme.
- Stimulation hypothalamo-hypophysaire.

Éventuellement et selon le déséquilibre :

- Roulement des temporaux.
- Compression du 4e ventricule.

Les glandes surrénales

Anatomie

Au nombre de deux, elles se situent le long de la partie sus-hilaire du bord interne du rein, dans la loge rénale composée du fascia périrénal (un feuillet antérieur, le prérénal et un feuillet postérieur, le rétro-rénal) et de la capsule adipeuse du rein. Ce fascia s'attache au diaphragme au-dessus de la glande surrénale. En dessous, le ligament intersurréno-rénal la sépare du rein. Les glandes surrénales sont donc solidement maintenues par la loge rénale, la capsule adipeuse et les vaisseaux. Dans le cas d'une descente du rein, la glande surrénale reste en place.

Structure

Une partie périphérique, la cortico-surrénale, a une fonction endocrine. Une partie centrale, la médullosurrénale, a une fonction endocrine à commande orthosympathique.

Vaisseaux et nerfs

Les artères

- L'artère surrénale moyenne qui vient de l'aorte.
- Les artères surrénales supérieures au nombre de 1 à 3 ; elles sont issues de la diaphragmatique supérieure.
- L'artère inférieure qui vient de l'artère rénale.

Les veines

Elles ne présentent aucune analogie avec les artères, il existe :
- une veine surrénale principale qui recueille la presque totalité du sang veineux de la glande surrénale ; elle se termine à droite dans la veine cave, à gauche dans la veine rénale ;
- d'autres veines : accessoires, supérieures et inférieures.

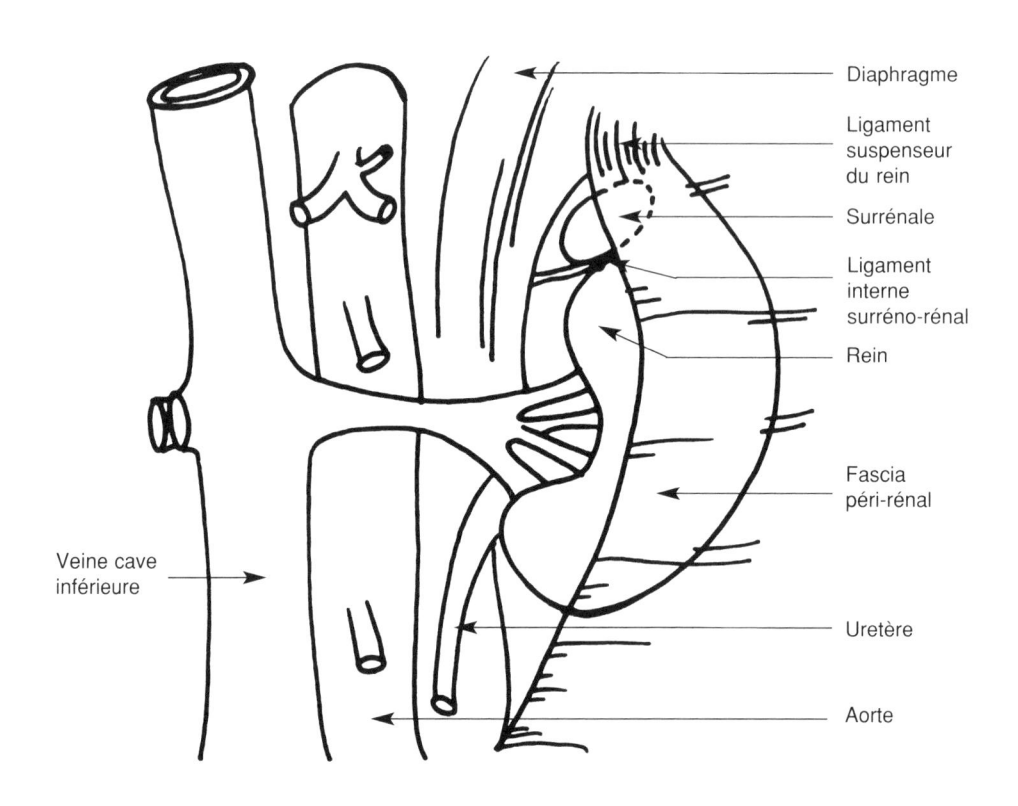

Situation de la surrénale gauche dans sa loge (plan frontal)

Les nerfs

Ils viennent du plexus solaire et du plexus nerveux rénal :
- le plexus surréno-rénal,
- le plexus diaphragmatique,
- le plexus surréno-solaire.

Physiologie

La médullosurrénale fabrique de l'adrénaline.

La régulation de la corticosurrénale dépend de l'hypothalamus et de la production de cortico-trophin-realising-factor (CRF), celle-ci réglant à son tour l'hormone adrénocorticotrope (ACTH) dans le lobe antérieur de l'hypophyse.

La corticale fabrique :
- l'adostérone, un minéralo-corticoïde qui augmente la réabsorption par les tubes rénaux de l'eau et du sodium. Sa sécrétion n'est pas sous la dépendance de l'ACTH ;
- le cortisol, un glucocorticoïde qui élève la glycémie et les réserves lipidiques aux dépens des protides. Il est sécrété sous l'influence de l'ACTH ;
- les androgènes.

Dysfonction

Les surrénales sont fixées comme nous l'avons vu sous le diaphragme.
Leurs fonctions peuvent dépendre de la liberté de mobilité du cadre osseux, musculaire et des fascias.

Le traitement

- D10, D11, D12, L1, L2.
- Diaphragme et ses piliers.
- Plexus solaire.
- Psoas.
- Complexe hypothalamo-hypophysaire.
- Foie/rein.
- Pompage des côtes K10 alternatif et lent (pour une hyperfonction des surrénales) ou rapide (pour une hypofonction).

Troisième partie : Les techniques

Anamnèse gynécologique

(En complément d'une anamnèse normale)

Gestation et parité

- Nombre de grossesses (gestation).
- Nombre d'accouchements (parité).
- Rythme des rapports sexuels.
- Si fausse couche, spontanée ou avec un curetage ?
- Si accouchement, le déroulement de l'accouchement ou des accouchements, épisiotomie, périnéotomie, déchirure, le déroulement de la cicatrisation, forceps, spatules, ventouse, césarienne.

Antécédents chirurgicaux gynécologiques

Intervention chirurgicale sur l'ovaire, la trompe, l'utérus, le col ou autres (hystérectomie, cœlioscopie…) ?

Voie de l'intervention : cœlioscopie, laparotomie, par les voies naturelles, conisation du col, électrocoagulation.

Mode de contraception

Pilule, stérilet, locale.

Déroulement des cycles

- Premières règles, déroulement de la puberté.
- Cycle régulier (28-30 jours).
- Cycle irrégulier (court ou long).
- Durée des menstruations.
- Qualité et quantité des menstruations, abondantes, un jour ou plus, peu abondantes, couleur sanglante, sanguinolente, marron, noire, épaisses, liquides, avec des caillots…
- Accompagnées de douleur avant l'écoulement menstruel, au premier, au troisième ou quatrième jour.
- Les menstruations s'arrêtent-elles du jour au lendemain ou persistent-elles encore pendant quelques jours.

Trouble du cycle

Associé avec :

- une pesanteur pelvienne,
- une instabilité vésicale,
- une incontinence d'effort,
- une constipation ou une diarrhée,
- des œdèmes des membres inférieurs,
- des lourdeurs des membres inférieurs,
- des troubles de la digestion (« crise de foie », nausées…),
- des tensions mammaires,
- des irritabilités, un syndrome dépressif, une agressivité,
- des perturbations du sommeil.
- Une mastose ou une tension mammaire.

Ménopause

- Bouffées de chaleur (fréquence, nombre de jours, durée, associée à une transpiration, de quelle partie du corps…).

Douleur au niveau pelvien

- Fréquence.
- Nocturne, diurne.
- À quel moment du cycle ?
- Localisation.
- Intensité de la douleur (variable en fonction du seuil à la douleur de chacun).
- Irradiation.
- La douleur est-elle associée à d'autres signes ?
- La douleur cède-t-elle au changement de position, aux variations de température, spontanément, par pression, à une prise de médicaments ?
- Douleurs au rapport : au début de la pénétration ? dans les rapports profonds ?
- Un diagnostic d'endométriose a-t-il été établi ?

Écoulements vaginaux

- Couleur de l'écoulement.
- Odeur.
- Viscosité.
- Accompagnés d'une irritation, d'un prurit.
- Saignement intermenstruel.

Infections

- Germes incriminés.
- Fréquence.
- Récidives.
- Infection de la vulve, vaginale, du col, de l'utérus, des trompes.

Examen paraclinique

- Hystérographie.
- Échographie pelvienne, mammaire.
- Effet doppler.
- Examens biologiques.
- Mammographie.

L'examen gynécologique en ostéopathie

Le toucher vaginal

Cet examen s'effectue sur une patiente ayant pris soin de vider sa vessie et si possible le rectum.

But

L'exploration des organes et des viscères pelviens, du diaphragme pelvien ainsi que du bassin osseux.

Position de la patiente

Allongée en décubitus sur un plan dur, les jambes sont fléchies sur les cuisses et légèrement en abduction. Quelquefois, afin d'aider l'opérateur, la patiente viendra mettre ses poings serrés sous ses fesses.

Position du praticien

Debout latéralement à droite (s'il est droitier).

L'index et le majeur de la main droite effectueront l'examen interne, la main gauche sera posée à plat sur l'abdomen au-dessus de la symphyse pubienne.

Technique

L'index et le majeur de la main droite vont dans un premier temps effectuer une dépression de la fourchette vaginale. L'examinateur attend quelques instants que la patiente relâche le constricteur de la vulve et la partie inférieure du releveur de l'anus. Il dirige ses doigts en avant en direction du sacrum vers la paroi postérieure du vagin jusqu'à ce qu'il perçoive le col utérin (si le col est postérieur), le cul-de-sac vaginal postérieur si le col est antérieur.

L'EXAMEN GYNÉCOLOGIQUE EN OSTÉOPATHIE

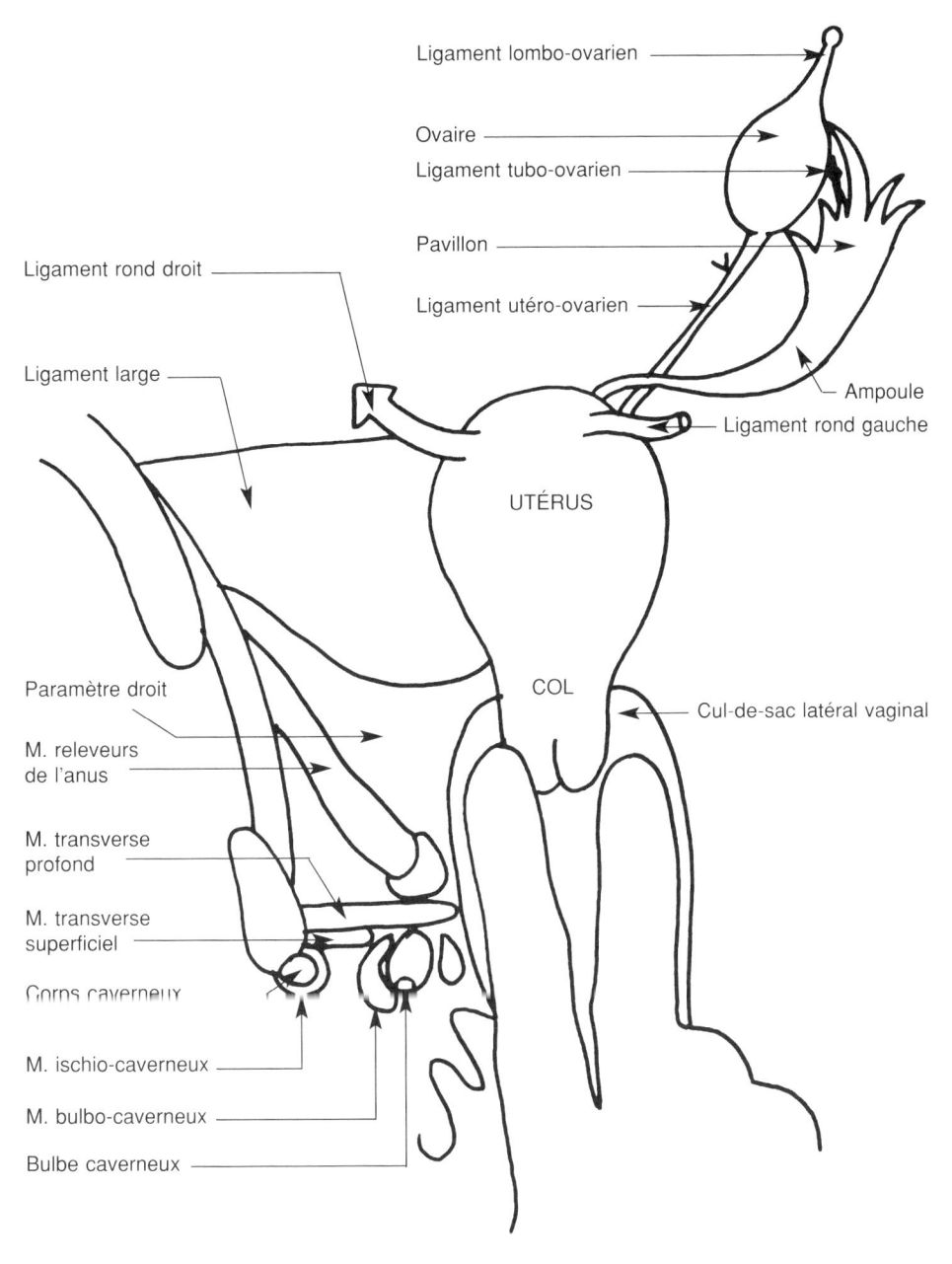

Examen gynécologique
(coupe frontale)

L'EXAMEN GYNÉCOLOGIQUE EN OSTÉOPATHIE

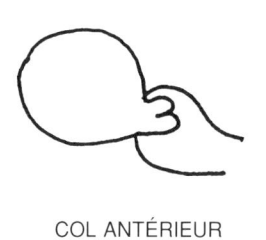

COL ANTÉRIEUR

COL POSTÉRIEUR

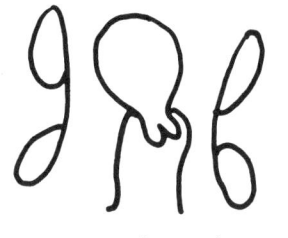

COL LATÉRALISÉ À GAUCHE

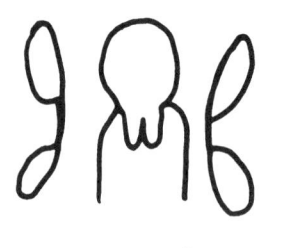

COL CENTRÉ

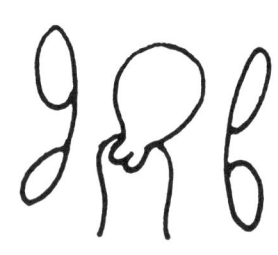

COL LATÉRALISÉ À DROITE

Position du col utérin

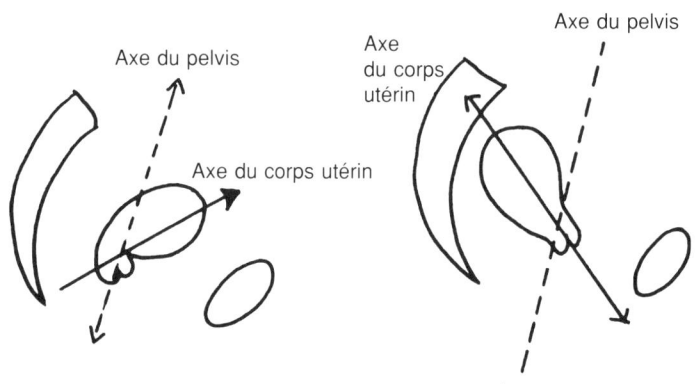

Axe du pelvis

Axe du corps utérin

ANTÉVERSION

Axe du corps utérin

Axe du pelvis

RÉTROVERSION

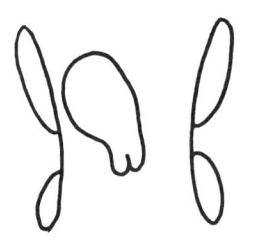

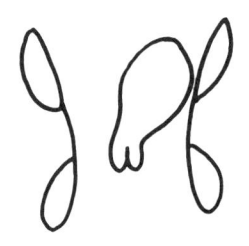

CORPS INCLINÉ À DROITE

CORPS INCLINÉ À GAUCHE

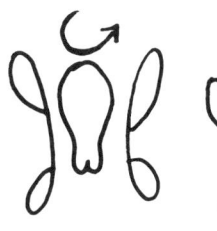

CORPS EN ROTATION : GAUCHE   DROITE

Position du corps utérin

Palpation du col utérin

- La position du col : l'orifice externe est t-il dirigé vers la paroi postérieure du vagin (col postérieur) ou vers la paroi antérieure (col antérieur) ?
- Le col est-il centré ?
- Est-il latéralisé ?
- L'orifice externe regarde-t-il à droite ou à gauche ?
- Quelle est sa consistance : dur, mou, granuleux, avec des aspérités, des excroissances, des brides ?
- Est-il douloureux ou non à la palpation ?
- Est-il court, long ?

L'index ou le majeur font le tour du col et des culs-de-sacs vaginaux. La main abdominale sert de contre-appui, elle est placée sur le fond utérin et éventuellement pousse l'utérus inférieurement ou latéralement pour aider les doigts vaginaux à prendre contact avec le col.

Palpation du corps utérin

- Consistance : dur ? mou ?
- Volume ?
- Symétrie ou asymétrie ?
- Régularité de sa surface : excroissances, irrégularités ?
- Sa sensibilité ?

Les doigts sont positionnés dans les culs de sac latéraux pour venir en contact avec les faces latérales de l'utérus, dans le cul-de-sac postérieur pour venir contacter la face postérieure de l'utérus puis dans le cul-de-sac antérieur pour la palpation de la face antérieure de l'utérus, la main abdominale permettant de diriger l'utérus par rapport aux doigts vaginaux.

Test de mobilité du corps et du col de l'utérus ensemble

L'opérateur mobilise doucement l'utérus :

- Dans une direction céphalique, caudale, latéral droit et gauche, antérieur et postérieur.
- Le test est-il douloureux ?
- Cette mobilisation met en évidence :
  - une latéro-déviation droite ou gauche (le col et le corps sont déviés par rapport à l'axe du pelvis) ;

- une antédéviation : le corps et le col sont retenus en avant de l'axe du pelvis ;
- une rétro-déviation : le corps et le col sont fixés en arrière de l'axe du pelvis ;
- une déviation supérieure : le col et le corps se maintiennent en dessus de l'enceinte pelvienne ;
- une ptose (à ne pas confondre avec un prolapsus) où le corps et le col sont maintenus en position inférieure dans l'enceinte pelvienne.

Les doigts sont positionnés latéralement dans les culs-de-sac latéraux remontant assez haut pour solidariser le col et le corps dans la mobilisation.

La main abdominale accompagne les doigts vaginaux dans la mobilisation de l'ensemble de l'utérus.

Test de mobilité du corps par rapport au col

Point fixe sur le col : l'opérateur va mobiliser le corps par rapport au col.

- Il est antéversé lorsque l'axe du corps de l'utérus est en avant de l'axe du pelvis.
- Il est rétroversé lorsque l'axe du corps de l'utérus est en arrière de l'axe du pelvis.
- Il est incliné à droite ou à gauche lorsque l'axe du corps est dévié à droite ou à gauche par rapport à l'axe du pelvis (voir le travail sur les ligaments larges).
- Il est en rotation droite ou gauche lorsque l'axe du corps est en rotation droite ou gauche par rapport à l'axe du pelvis (voir le travail sur le ligament rond).

Les doigts vaginaux sont placés de chaque côté du col, ils fixent le col. La main abdominale mobilise le corps utérin (cette technique est possible dans le cas où le corps utérin est saisissable, elle est impossible à pratiquer avec un utérus rétroversé).

Test de mobilité du col par rapport au corps

Point fixe sur le corps de l'utérus, l'opérateur mobilise le col par rapport au corps fixé.

- L'utérus est antéfléchi lorsque l'angle formé par l'axe du corps et l'axe du col égale un angle ouvert vers la symphyse (110°).

- Il est rétrofléchi lorsque l'angle formé entre l'axe du corps et l'axe du col est ouvert en arrière vers le sacrum.
- Il est inclinable à droite et à gauche (l'axe du col par rapport à l'axe du vagin).
- Il est en rotation droite ou gauche (l'axe du col par rapport à l'axe du vagin).

La main abdominale fixe le fond utérin (même remarque que ci-dessus). La mobilisation se réalise avec les doigts vaginaux qui sont placés latéralement de part et d'autre du col.

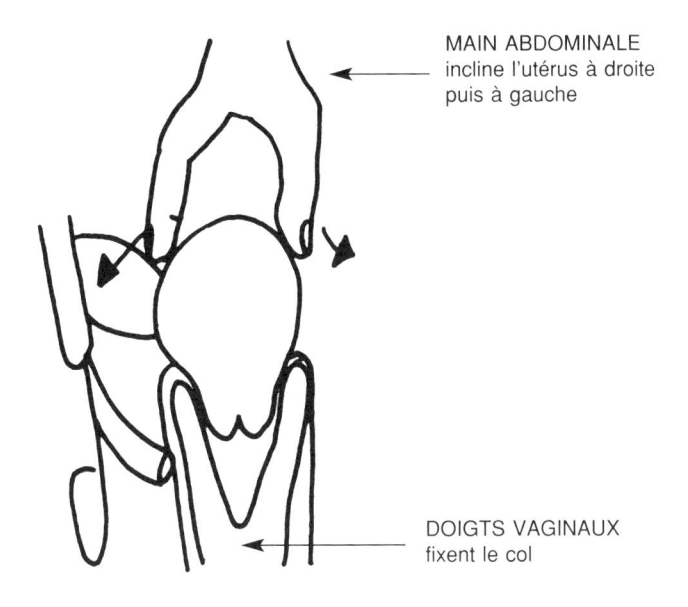

MAIN ABDOMINALE
incline l'utérus à droite puis à gauche

DOIGTS VAGINAUX
fixent le col

Palpation et test de mobilité des ligaments larges

Palpation et test de mobilité des ligaments larges

Les doigts sont placés latéralement dans les culs-de-sacs latéraux remontant assez haut pour être en contact avec la base des ligaments larges (les paramètres).

Les doigts vaginaux apprécient la possibilité d'étirement inféro-supérieur pour évaluer l'élasticité puis la main abdominale saisissant le fond utérin le mobilise en l'inclinant à droite et à gauche ; les doigts vaginaux apprécient la possibilité d'étirement des ces deux ligaments.

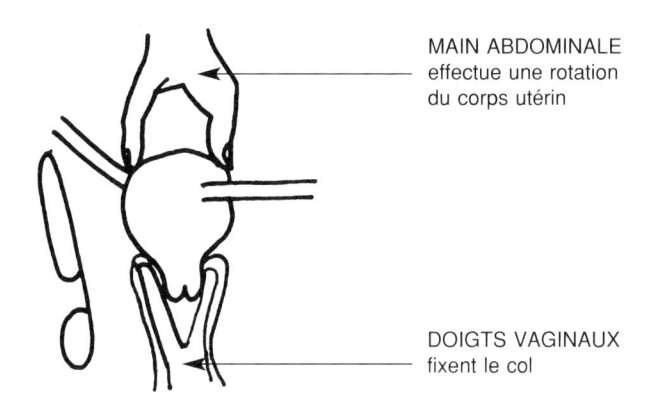

Palpation et test de mobilité des ligaments ronds

Palpation et test de mobilité des ligaments ronds

Les doigts sont placés latéralement afin de contacter la partie du corps utérin au-dessus de l'isthme (le plus haut possible). Avec l'aide de la main abdominale, l'opérateur réalise des rotations vers la droite et vers la gauche, et teste la possibilité d'élasticité des ligaments ronds. Il peut aussi avec ses doigts vaginaux maintenir une rotation puis avec la main abdominale déplacer les doigts vers un canal inguinal et sentir la corde tendue ou non tendue d'un ligament rond.

Palpation et test de mobilité des ligaments utéro-sacrés

Les utéro-sacrés sont très postérieurs et en arrière presque verticaux. Les doigts vaginaux se placent dans le cul-de-sac postérieur en direction de S2/S3. Dans un premier temps, ils apprécient la structure et éventuellement la tension unilatérale ou bilatérale des ligaments utéro-sacrés. La main abdominale pour aider les doigts vaginaux peut tirer le fond utérin en avant vers la symphyse, ce qui a comme conséquence une mise en tension des utéro-sacrés ou le tracter en avant plus latéralisé à droite ou à gauche pour évaluer l'élasticité des utéro-sacrés, droit et gauche.

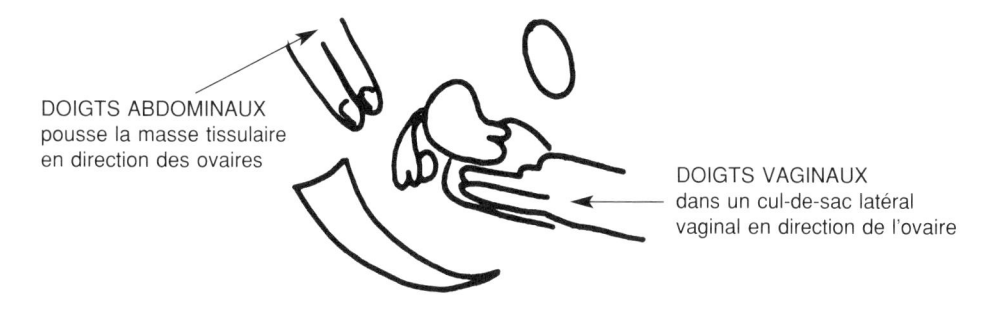

Palpation et test de mobilité de l'ovaire

Palpation et test de mobilité des ovaires

Situés pour les primipares à mi-chemin entre l'articulation de la symphyse et les épines antéro-supérieures en arrière de l'utérus. Pour les multipares, les ovaires descendent et peuvent être palpés au niveau du plancher pelvien au-dessus des culs-de-sac latéraux.

Les doigts vaginaux sont placés dans le même cul-de-sac latéral, à droite pour l'ovaire droit et à gauche pour l'ovaire gauche. L'ovaire est palpé entre les doigts de la main abdominale et les doigts vaginaux. Une main de la patiente pourra venir, en fonction du test, faire point fixe sur le fond utérin, le caecum ou le sigmoïde.

- Localisation
  - Juste derrière le fond utérin ?
  - Très latéralisés près des iliaques ?
  - Supérieurs ?
  - Inférieurs ?
  - Antérieurs ou très postérieurs ?

- Consistance et volume
  - Dur, mou, bosselé ?
  - La sensibilité ?
  - Symétrique ou asymétrique ?
  - Le volume (attention vérifier le moment du cycle où l'examen est pratiqué).

- Test de mobilisation de l'ovaire.
  - Par rapport à l'utérus, point fixe avec la main de la patiente sur le fond utérin. Les doigts vaginaux mobilisent l'ovaire dans les trois plans.

- Par rapport au sigmoïde, point fixe sur le sigmoïde avec la main de la patiente. L'opérateur mobilise l'ovaire gauche dans les trois plans, ce qui permet de ressentir la qualité du ligament reliant le sigmoïde et l'ovaire gauche.
- Par rapport au caecum, point fixe avec la main de la patiente sur le caecum. L'opérateur mobilise l'ovaire droit par rapport au caecum, ce qui permet de mettre en évidence des tensions sur le ligament reliant le caecum et l'ovaire.
- Par rapport au mésovarium, la main abdominale et les doigts vaginaux effectuent une rotation de l'ovaire (en gond de porte ou de charnière).

Palpation et test de mobilité des trompes

Située dans la partie supérieure du ligament large, la trompe est effectivement testée dans la mobilisation des ligaments larges. Le but de ce travail est de mettre en évidence une tension trop importante entre l'utérus et l'ovaire ou au contraire une rétraction de la trompe.

Les doigts vaginaux sont placés latéralement au niveau des faces latérales du corps utérin. La main abdominale se place au regard de l'ovaire (qui a été localisé auparavant). Les doigts abdominaux font point fixe sur l'ovaire, les doigts vaginaux mobilisant latéralement l'utérus en compression et décompression par rapport à l'ovaire.

Palpation du plancher pelvien et du périnée antérieur

Les doigts vaginaux se placent au-dessus du noyau central du périnée en direction du coccyx.

Dans un premier temps, l'opérateur évalue l'ensemble de la tonicité des trois chefs du releveur de l'anus, la fermeté du noyau central du périnée et du raphé ano-coccygien.

Dans un deuxième temps, il est demandé à la patiente de respirer profondément en sollicitant le diaphragme pelvien. Cette respiration doit mobiliser le diaphragme pelvien physiologiquement. Il descend à l'inspiration thoracique et remonte à l'expiration thoracique.

Dans un troisième temps, une contraction du plancher pelvien est demandée à la patiente. Cette contraction est ressentie sur les différents plans musculaires.

- Le constricteur du vagin, le bulbo-caverneux et une partie du chef pubien du releveur de l'anus sont perçus à la base des deux doigts.

L'EXAMEN GYNÉCOLOGIQUE EN OSTÉOPATHIE

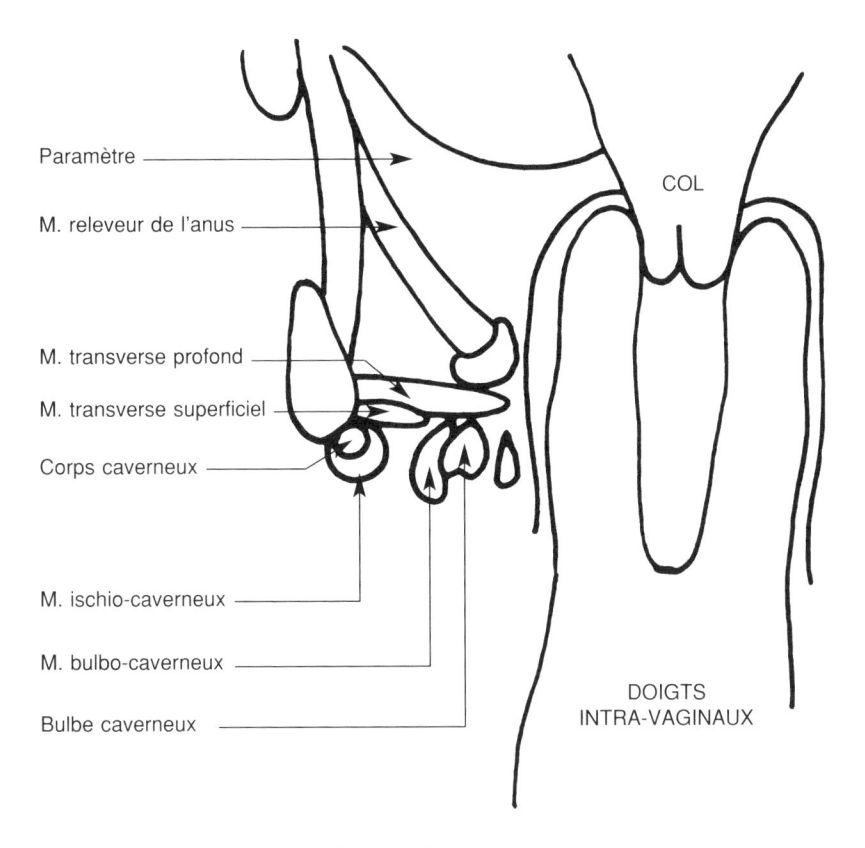

Palpation du plancher pelvien et du périnée

- Les chefs ischiatiques et iliaques des releveurs de l'anus sont perçus aux extrémités des doigts.

Précautions à prendre

Cet examen peut durer un certain temps, le confort de la patiente est indispensable. Pour l'aider en cours d'examen, les genoux peuvent être en contact l'un de l'autre ou les jambes peuvent être allongées.

Il est impératif de respecter la règle de la non-douleur ainsi que de prendre son temps, de respecter le rythme et la tolérance de la patiente.

Les techniques gynécologiques

Correction d'une dysfonction d'un utérus dévié par voie externe

Principe. – Technique directe.

But. – Corriger une dysfonction de latéro-déviation droite ou gauche, une rétro-déviation, une anté déviation, une ptose ou une déviation céphalique par voie externe.

Position de la patiente. – En décubitus.

Position de l'opérateur. – Debout à coté de la patiente. La main céphalique vient contacter le fond entre le pouce et l'index.

Technique. – La main céphalique va effectuer des mouvements :
- céphalique, caudal,
- latéral droit et gauche,
- antérieur et postérieur.

La dysfonction sera définie du côté des paramètres de facilitation.

La correction se fait en inversant les paramètres et en s'aidant de la main céphalique pour exercer des vibrations sur les tissus qui maintiennent la restriction.

À noter. – Cette technique manque de précision car il est difficile d'identifier avec seulement un examen externe s'il s'agit d'un problème de restriction de mobilité du corps ou un problème du corps et du col ensemble. Elle peut être utilisée en première intention. Si le problème de déviation persiste, utiliser la technique de test et correction par voie interne.

Précautions

- Respecter impérativement la règle de la non-douleur.
- Tester toujours après la technique.
- Répéter cette technique à différents moments du cycle (après les règles, au moment de l'ovulation et juste avant les règles).

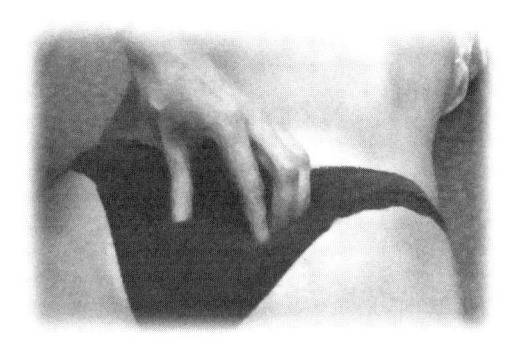

MAIN CÉPHALIQUE
Effectue des mouvements :
– céphalique, caudal
– latéral droit, gauche
– antérieur, postérieur

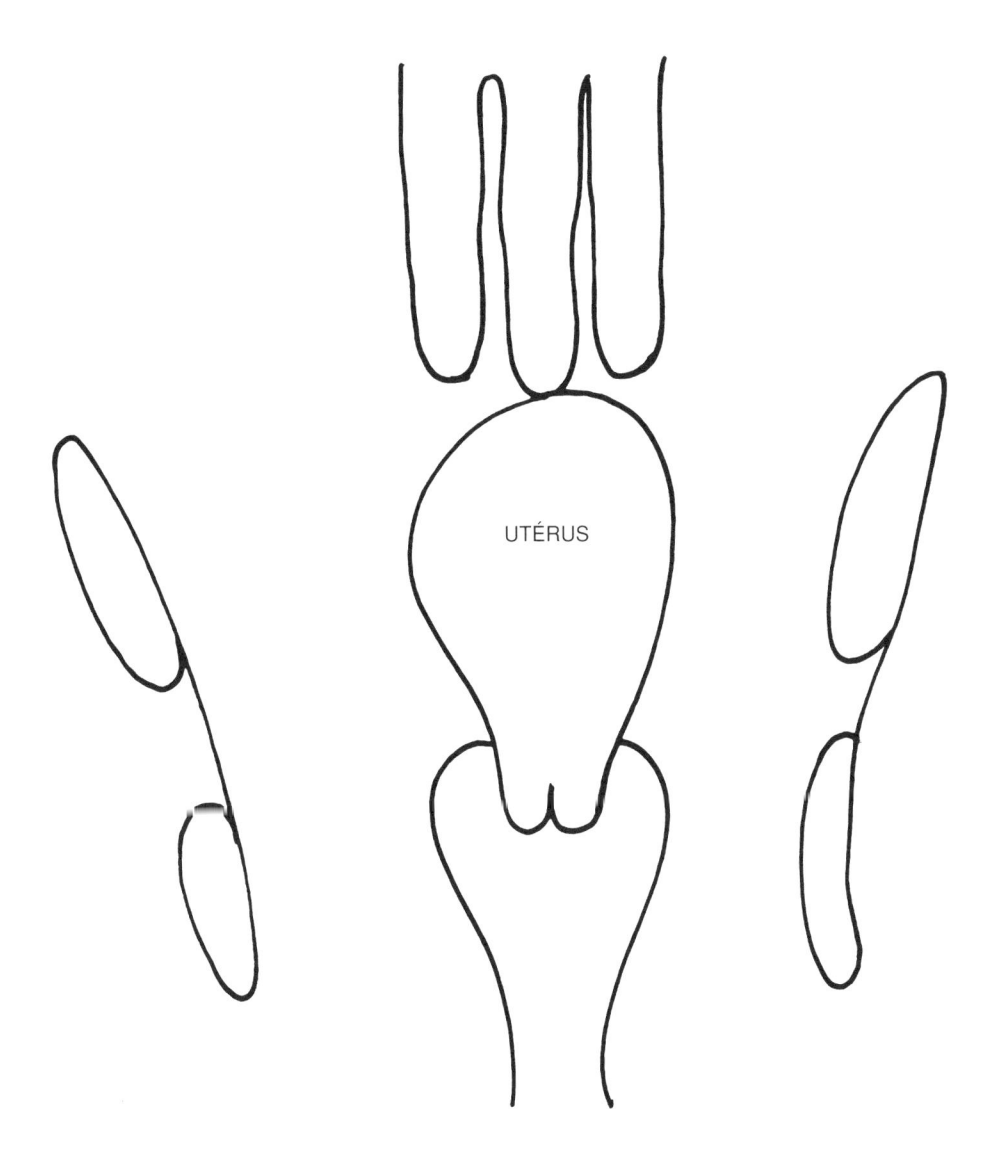

UTÉRUS

Correction d'une dysfonction d'un utérus dévié par voie externe

Correction d'une dysfonction d'un utérus dévié par voie interne

Principe. – Technique directe.

But. – Corriger une dysfonction de latéro-déviation droite ou gauche, de rétro-déviation, d'anté-déviation, une ptose ou une déviation céphalique par voie interne.

Position de la patiente. – En décubitus, les jambes fléchies et en légère abduction. Le rectum et la vessie sont vides.

Position de l'opérateur. – Il pratique un toucher vaginal, l'index et le majeur se plaçant dans les culs-de-sac latéraux, les extrémités des doigts au niveau de l'isthme afin de solidariser le col et le corps. La main abdominale contacte le fond utérin.

Technique. – Dans un premier temps, les doigts vaginaux et la main abdominale déplacent l'utérus en avant, en arrière, latéralement à droite, à gauche, céphaliquement et caudalement. La dysfonction de déviation sera définie par le ou les plus grands paramètres de facilitation. Exemple : une dysfonction de latéro-déviation droite : L'utérus est amené à gauche et maintenu pendant plusieurs temps respiratoires thoraciques ; dès que la sensation de relâchement se fait sentir dans les doigts, mettre les tissus de nouveau en tension jusqu'à percevoir un total relâchement. À la fin de la technique, tester et recommencer si nécessaire. Il est aussi possible qu'il existe en même temps une latéro-déviation avec une position céphalique et antérieure. Si plusieurs possibilités de traitement sont envisageables, l'une d'elles pourtant respecte plus les tissus. Nous recherchons dans un premier temps le paramètre de plus grande facilité qui prime sur les autres paramètres puis nous traiterons le deuxième paramètre et enfin le troisième. Quelquefois, le simple fait de traiter le paramètre majeur de facilitation suffit à corriger les autres paramètres.

Précautions
- Respecter impérativement la règle de la non-douleur.
- Tester toujours après la technique.
- Répéter cette technique à différents moments du cycle (après les règles, au moment de l'ovulation et juste avant les règles).

MAIN ABDOMINALE
contacte le fond utérin

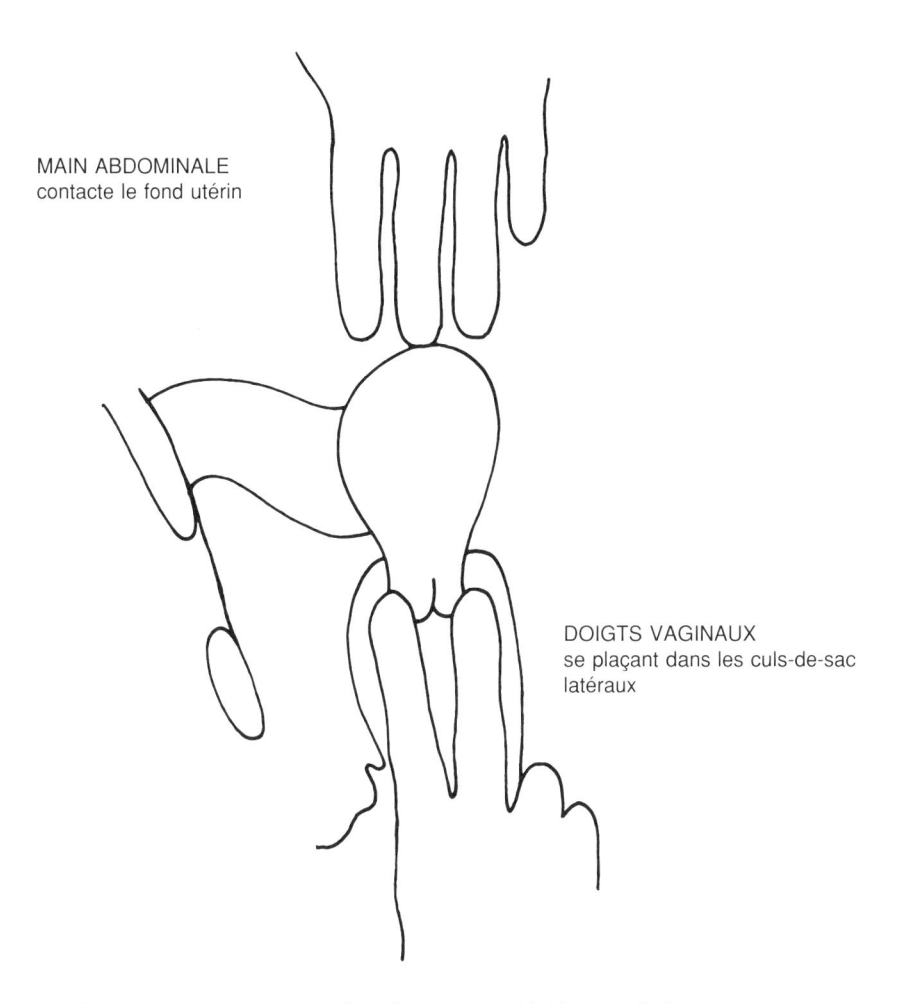

DOIGTS VAGINAUX
se plaçant dans les culs-de-sac latéraux

Correction d'une dysfonction d'un utérus dévié par voie interne

Correction d'une dysfonction due à une rétroversion utérine

Principe. – Technique directe.

But. – Correction d'une dysfonction de rétroversion utérine des deux premiers degrés (le 1er degré, le fond utérin est en regard de S1, le 2e degré est en regard de S2 et 3e degré de S3). Dans le 3e degré, l'utérus aborde le cul-de-sac de Douglas et la probabilité de le désenclaver est très faible.

Position de la patiente. – En décubitus, les jambes fléchies et en légère abduction, rectum et vessie vides.

Position de l'opérateur. – Il pratique un toucher vaginal, l'index et le majeur se plaçant sur la face antérieure du col. La main abdominale se place au-dessus de la symphyse, deux doigts sur le ligament rond droit et deux autres sur l'autre ligament rond.

Technique. – Les doigts vaginaux sont sur la face antérieure du col, la main abdominale effectue une pression postérieure afin de tendre les ligaments ronds. Simultanément, les doigts vaginaux vont postérioriser le col pendant que la main abdominale relâche d'un seul coup la pression. Les fibres musculaires des ligaments ronds sont sollicitées et le fait de lâcher la tension rappelle le corps utérin en antéversion facilité par la poussée vaginale sur le col.

L'important dans cette technique n'est pas de corriger une rétroversion mais surtout de redonner une mobilité au corps utérin fixé en rétroversion. Cette technique peut être répétée plusieurs fois en respectant les précautions d'usage.

Précautions. – La technique est à renouveler plutôt au moment de l'ovulation où la tonicité utérine musculaire et ligamentaire est maximale.

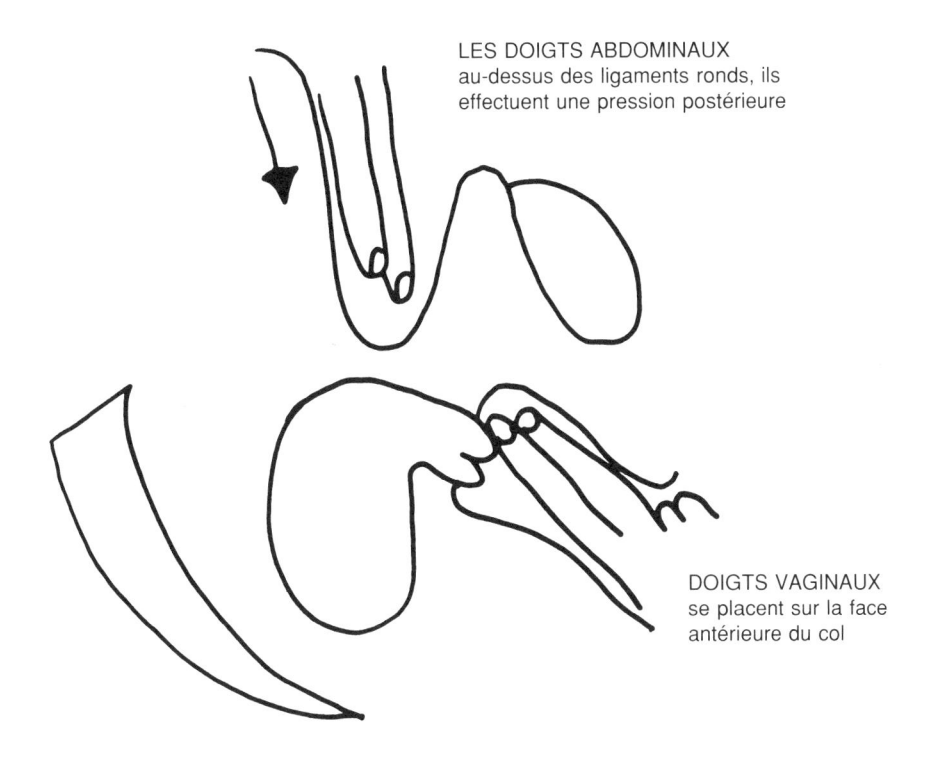

CORRECTION D'UNE DYSFONCTION DUE À UNE RÉTROVERSION UTÉRINE

LES DOIGTS ABDOMINAUX
au-dessus des ligaments ronds, ils effectuent une pression postérieure

DOIGTS VAGINAUX
se placent sur la face antérieure du col

Correction d'une dysfonction due à une rétroversion utérine

Correction d'une dysfonction due à une hyper-antéversion utérine

Principe. – Technique directe.

But. – Correction d'une dysfonction en hyper antéversion.

Position de la patiente. – En décubitus, les jambes fléchies et en légère abduction. Le rectum et la vessie sont vides.

Position de l'opérateur. – Il pratique un toucher vaginal, l'index et le majeur se plaçant sur la partie antérieure du col, servant de point fixe. Les doigts abdominaux viennent contacter le corps utérin (généralement la face postérieure) rétro-pubien.

Technique. – La main abdominale, dans un premier temps, après avoir pris un crédit de peau, se glisse en arrière de la symphyse pubienne pour essayer de contacter la partie supérieure du corps utérin ou au mieux la partie antérieure. Les doigts vaginaux font point fixe sur la face antérieure du col. Sur un temps expiratoire avec un relâchement des abdominaux, la main abdominale va tracter le fond utérin en haut et en arrière. Cette mise en tension est maintenue jusqu'à l'obtention d'une décontraction tissulaire puis une seconde mise en tension est effectuée afin d'acquérir une réduction de la dysfonction hyper antéversion. À noter quelquefois, l'hyper-antéversion est tellement fixée en avant qu'elle nécessite dans un premier temps une poussée par les doigts vaginaux placés alors sur la face antérieure du corps en haut et en arrière de telle façon que les doigts de la main abdominale puissent crocheter le fond utérin. Puis reprise de la technique ci-dessus.

Précautions

- Respecter impérativement la règle de la non-douleur.
- Donner du temps à la patiente entre les différentes phases de la technique.
- Tester toujours après la technique et répéter cette technique au moment de l'ovulation et juste avant les règles (pour contrôle).

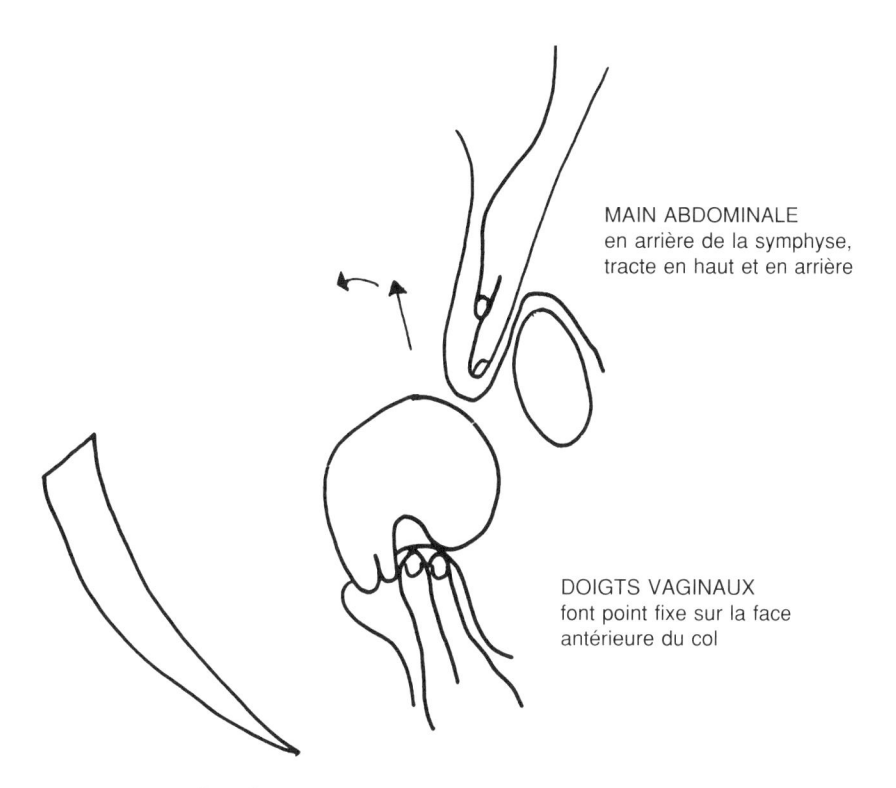

CORRECTION D'UNE DYSFONCTION DUE À UNE HYPER-ANTÉVERSION UTÉRINE

MAIN ABDOMINALE
en arrière de la symphyse,
tracte en haut et en arrière

DOIGTS VAGINAUX
font point fixe sur la face
antérieure du col

Correction d'une dysfonction due à une hyper-antéversion utérine

Correction d'une dysfonction de mobilité du col

Principe. – Technique directe.

But. – Comme nous l'avons décrit dans la technique du toucher vaginal, nous avons testé le col par rapport au corps. Ce test peut en effet mettre en évidence une dysfonction isolée du col le plus souvent suite à un traumatisme obstétrical ou une intervention instrumentale gynécologique. Ce sont la plupart du temps des cols cicatriciels.

Position de la patiente. – En décubitus, les jambes fléchies et en légère abduction. Le rectum et la vessie sont vides.

Position de l'opérateur. – Il pratique un toucher vaginal, l'index et le majeur se plaçant de part et d'autre du col. La main abdominale venant faire point fixe sur le fond utérin.

Technique. – Selon les différentes dysfonctions rencontrées :
- Inclinaison du col à droite ou à gauche par rapport au corps : la main abdominale faisant point fixe sur le fond utérin, les doigts vaginaux entraînent le col dans l'inclinaison inverse. Ils maintiennent la mise en tension tissulaire jusqu'au relâchement complet.
- La rotation du col vers la droite ou vers la gauche par rapport au corps : la main abdominale fait point fixe sur le fond utérin, les doigts vaginaux effectuent une rotation opposée à la dysfonction, gardant la position jusqu'à la sensation d'une décontraction tissulaire.
- L'antériorité et la postériorité du col seront traitées de la même manière. Attention, il s'agit d'un col antérieur ou postérieur par rapport aux parois vaginales, et non de l'angle entre l'axe du col et l'axe du corps formant une hyperantéflexion ou une rétroflexion. Celles-ci sont traitées généralement en même temps qu'une hyperantéversion pour l'hyperantéflexion et en même temps qu'une rétroversion pour une rétroflexion.

Précautions. – Le col est en général peu sensible mais les tissus périphériques eux sont très sensibles. Par exemple, une bride dans un cul-de-sac vaginal latéral, reliant le col à la paroi vaginale (très courante dans les déchirures du col au cours de l'accouchement) n'est pas douloureuse au niveau du col mais en revanche au niveau du vagin.

Tester toujours après la technique et pratiquer cette technique en période ovulatoire.

MAIN ABDOMINALE
fixe le corps utérin

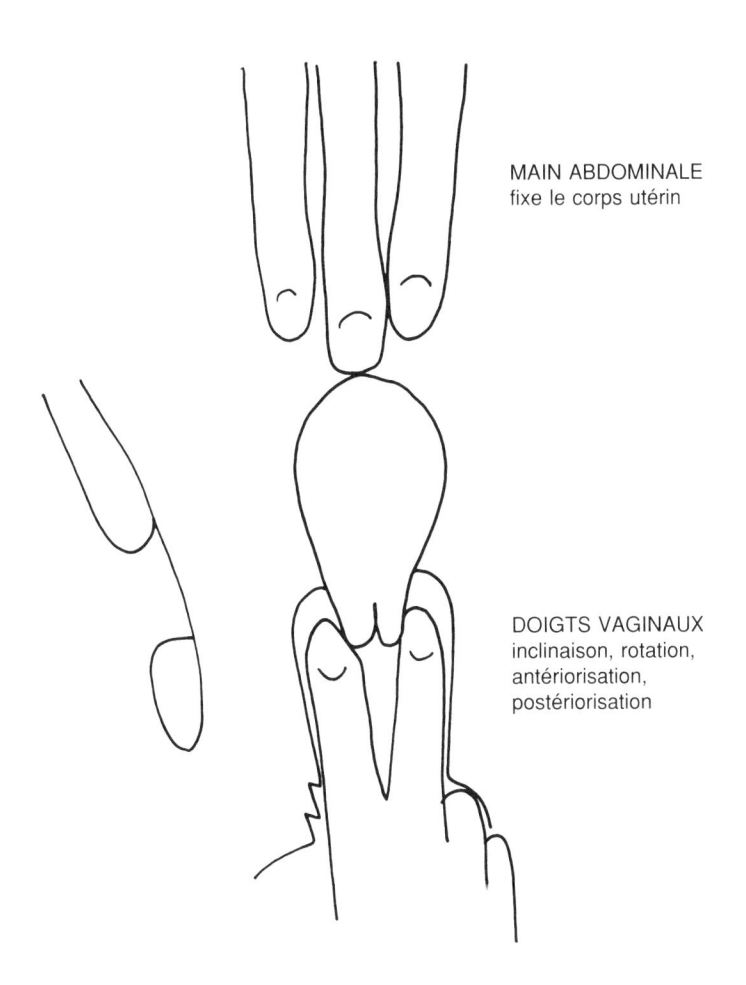

DOIGTS VAGINAUX
inclinaison, rotation,
antériorisation,
postériorisation

Correction d'une dysfonction de mobilité du col

Correction d'une dysfonction de mobilité ovarienne

Principe. – Technique directe.

But. – Corriger une dysfonction ovarienne en restriction de mobilité.

Position de la patiente. – En décubitus, les jambes fléchies et en légère abduction. Le rectum et la vessie sont vides.

Position de l'opérateur. – L'opérateur effectue un toucher vaginal, l'index et le majeur se plaçant dans le cul-de-sac postérieur à droite pour l'ovaire droit, à gauche pour l'ovaire gauche. La main abdominale vient se placer au centre d'une ligne médiane entre EIAS et la symphyse au-dessus de l'ovaire à traiter. Une main de la patiente viendra en fonction des besoins de la technique se placer sur le fond utérin pour servir de point fixe permettant une bonne mise en tension des tissus.

Technique

Par rapport à l'utérus et à la trompe

Les doigts de la main abdominale appuient légèrement sur l'ovaire vers les doigts vaginaux pour pousser l'ovaire vers ceux-ci (si nécessaire). L'ovaire est saisi entre les doigts vaginaux et les doigts abdominaux. Dans cette dysfonction, l'ovaire est tiré en direction interne par l'utérus et la trompe. Nous demandons à la patiente de positionner une main sur le fond utérin afin de faire point fixe pendant que les doigts vaginaux et abdominaux de l'opérateur entraînent l'ovaire en direction externe et légèrement céphalique. La mise en tension est gardée jusqu'à l'obtention d'un relâchement tissulaire.

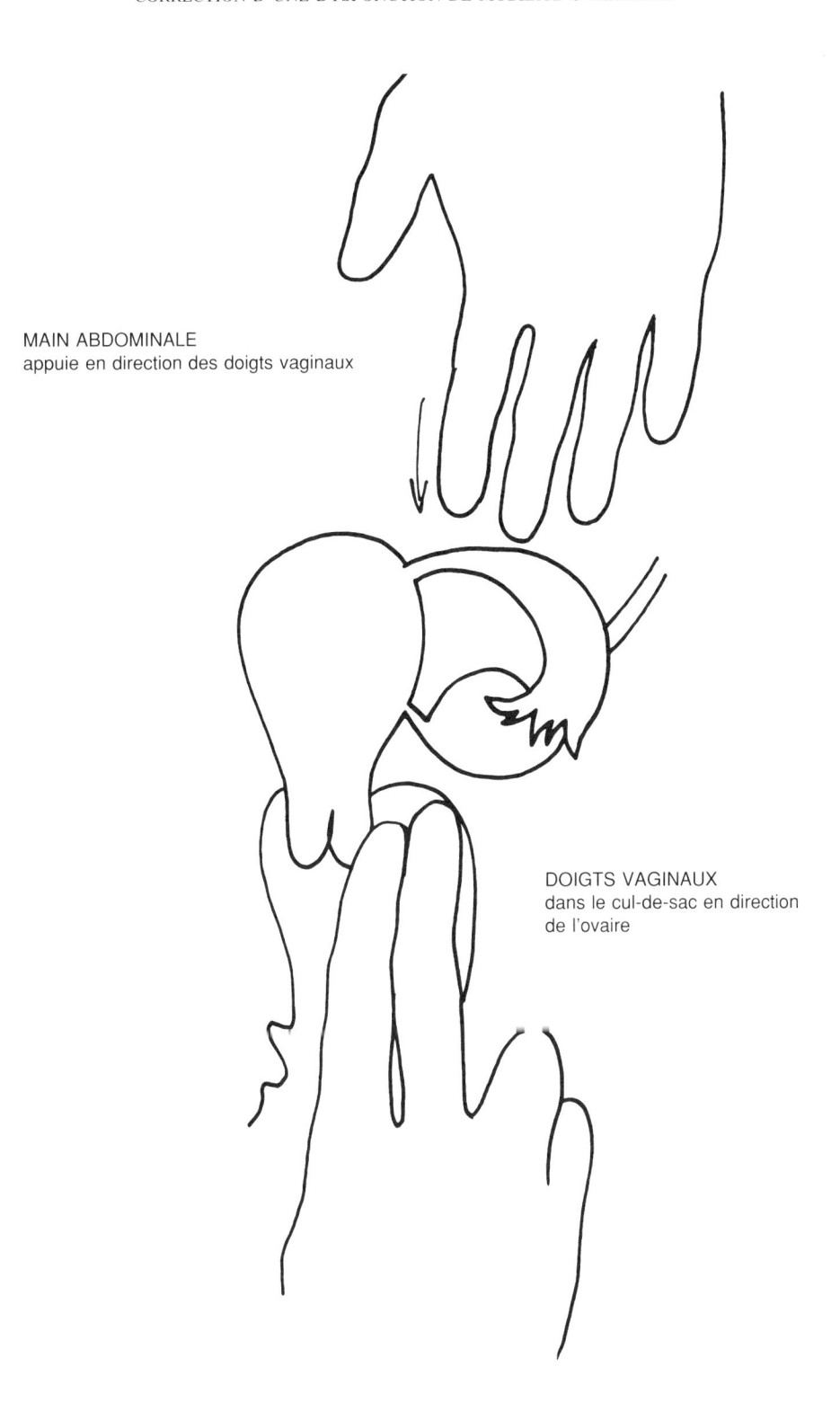

CORRECTION D'UNE DYSFONCTION DE MOBILITÉ OVARIENNE

MAIN ABDOMINALE
appuie en direction des doigts vaginaux

DOIGTS VAGINAUX
dans le cul-de-sac en direction de l'ovaire

Par rapport aux ligaments reliant les ovaires à l'appendice et au sigmoïde

L'opérateur saisit l'ovaire entre ses doigts vaginaux et abdominaux. Pour l'ovaire gauche la main de la patiente se place au niveau du sigmoïde pour le fixer. L'ovaire dans cette dysfonction est tracté en avant, en dehors et légèrement en haut, l'opérateur va tirer l'ovaire en bas, en dedans et en arrière jusqu'à percevoir une tension tissulaire qu'il maintient jusqu'au relâchement.

Pour une dysfonction induite par le ligament reliant le caecum et l'ovaire droit, l'ovaire est maintenu en arrière, en dehors, légèrement en haut, la main de la patiente fixant le caecum pendant que l'opérateur attire l'ovaire en avant, en dedans et en bas.

Dysfonction par rapport au mésovarium

L'opérateur saisit l'ovaire entre ses doigts vaginaux et abdominaux et lui fait faire une rotation inverse à la rotation où il est maintenu. La mise en tension tissulaire est gardée jusqu'à sa résolution.

Par rapport aux adhérences

Les différentes infections péritonéales ou interventions chirurgicales fixent l'ovaire. Dans ce cas, l'ovaire est quelquefois très loin de son site. Comme toujours en ostéopathie l'important est ici aussi de retrouver de la mobilité. L'ovaire est testé dans les trois plans de l'espace et corrigé en direct par rapport aux paramètres de restriction. La main de la patiente sert quelquefois de point fixe pour immobiliser un viscère, pour permettre la mise en tension tissulaire.

Précautions

- Toujours corriger les dysfonctions périphériques avant de traiter l'ovaire.
- Respecter impérativement la règle de la non-douleur.
- Donner du temps à la patiente entre les différentes phases de la technique.

- Tester toujours après la technique.

Cette technique est à pratiquer plutôt en début de cycle au moment où l'activité ovarienne est relativement au repos.

Technique d'étirement des ligaments suspenseurs de l'ovaire

Principe. – Technique directe.

But. – Corriger une dysfonction de mobilité ovarienne induite par un ligament suspenseur de l'ovaire.

Position de la patiente. – En décubitus, les jambes fléchies et en légère abduction. Le rectum et la vessie sont vides.

Position de l'opérateur. – L'opérateur se place latéralement à la patiente, sa main caudale se positionne au-dessus et au plus près du pôle supérieur de l'ovaire, la main céphalique prend place au regard de L2. Le pouce se positionne au niveau de la racine du ligament suspenseur de l'ovaire.

Technique. – L'ovaire dans cette dysfonction est tiré céphaliquement. La main céphalique sert de point fixe et maintient l'attachement du ligament ovarien. La main caudale pousse caudalement l'ovaire jusqu'à sentir une tension tissulaire qui maintient jusqu'au relâchement tissulaire.

Précaution. – Respecter impérativement la règle de la non-douleur.

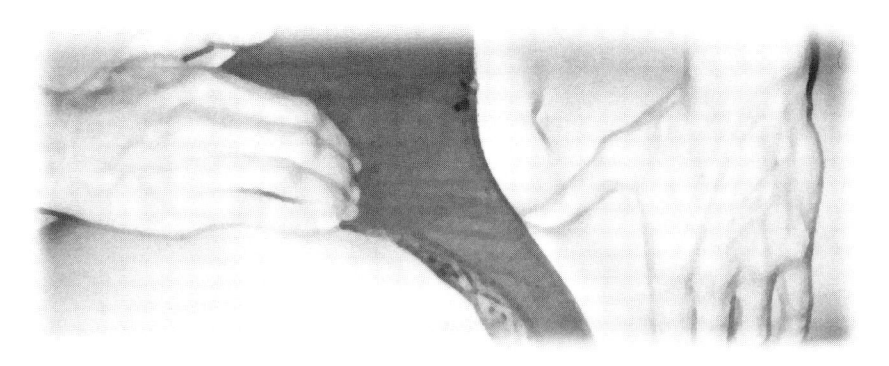

MAIN CAUDALE	MAIN CÉPHALIQUE
au regard du pôle supérieur de l'ovaire	au regard de L_2

Technique d'étirement des ligaments suspenseurs de l'ovaire

Technique de correction de rétraction tubaire

Principe. – Technique directe.

But. – Travail d'étirement de la trompe.

Position de la patiente. – En décubitus, les jambes fléchies et en légère abduction. Le rectum et la vessie sont vides.

Position de l'opérateur. – Il pratique un toucher vaginal, l'index et le majeur se plaçant dans le cul-de-sac latéral du côté de la trompe à traiter. La main abdominale contacte le fond utérin.

Technique. – Les doigts vaginaux viennent contacter le pôle inférieur de l'ovaire et maintiennent celui-ci. La main abdominale incline le corps utérin.

La mise en tension de la trompe ainsi obtenue est maintenue jusqu'à la perception d'une détente musculaire.

Précautions. – Le travail sur la trompe peut être très vite douloureux surtout après des salpingites ou une plastie tubaire ; la mise en tension doit être très progressive et non douloureuse.

Pratiquer cette technique au moment où la muqueuse tubaire est gorgée de sang (pour un bon drainage) c'est-à-dire juste avant les règles.

Remarque. – Le travail sur les ligaments larges permet souvent d'obtenir de très bons résultats sur le péristaltisme des trompes.

MAIN ABDOMINALE
incline le corps utérin

DOIGTS VAGINAUX
contactant et maintiennent l'ovaire

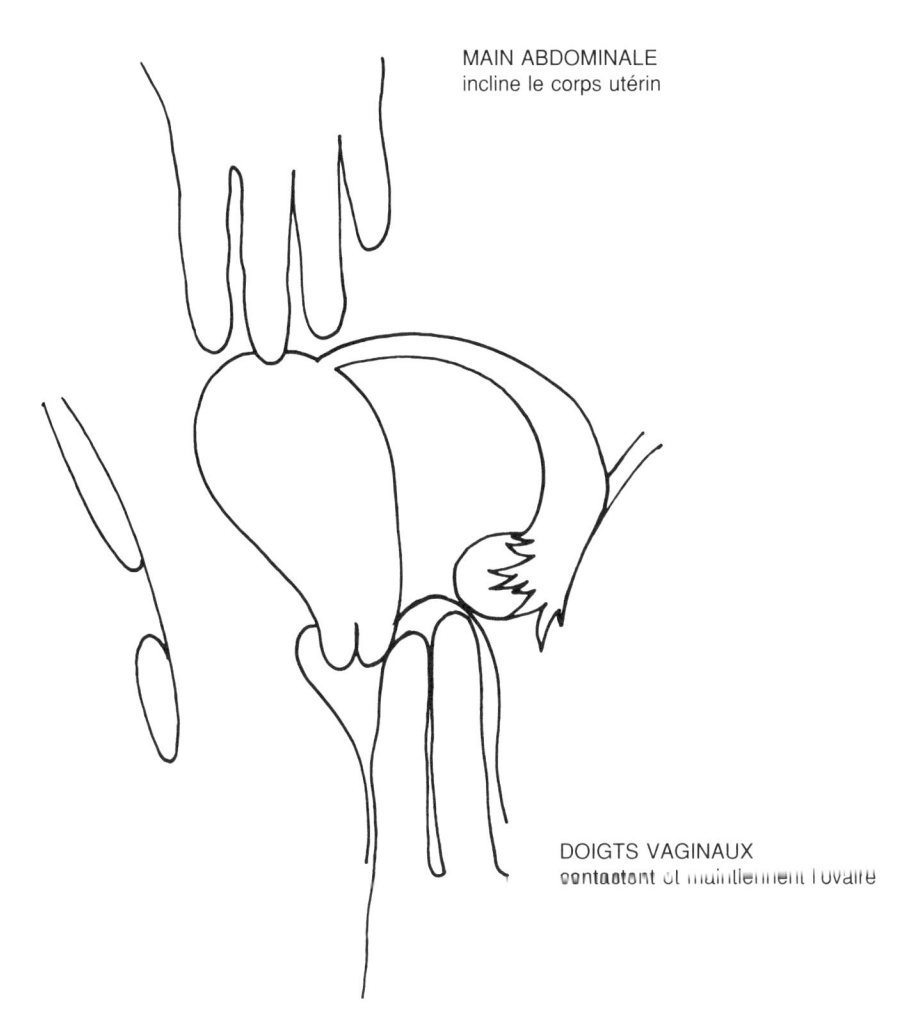

Technique de correction de rétraction tubaire

Correction d'un périnée et/ou d'un plancher pelvien hypertoniques

Principe. – Technique directe sur un temps d'expiration thoracique paradoxale. Le diaphragme pelvien est divisé en quatre cadrans, deux antérieurs et deux postérieurs, un plan superficiel ou encore nommé le périnée et un plan profond, le plancher pelvien.

But. – Corriger un périnée et/ou un plancher pelvien hypertoniques.

Position de la patiente. – En décubitus, les jambes fléchies et en légère abduction.

Position de l'opérateur. – L'opérateur est assis à califourchon sur la table ou latéralement à la patiente. Il vient contacter avec ses pouces soit les deux cadrans antérieurs soit les deux postérieurs ou encore un pouce sur cadran antérieur droit par exemple et l'autre pouce sur le cadran postérieur gauche. Si l'appui est superficiel, il s'agit du périnée superficiel (antérieur), s'il est profond, il s'agit du plancher pelvien (antérieur ou postérieur).

Technique. – L'opérateur vient contacter avec ses deux pouces la partie périnéale antérieure, postérieure, superficielle ou profonde hypertonique. Sur une expiration thoracique paradoxale de la patiente (elle souffle en ouvrant le périnée), l'opérateur lâche progressivement la pression de ses pouces, tout en lui demandant de pousser le plancher pelvien sur ses doigts. Ce travail est effectué sur plusieurs temps respiratoires.

Remarques

- Le traitement d'un plancher pelvien est toujours réalisé après un traitement du cadre osseux et viscéral sus-jacent.
- Le simple fait de traiter l'hypertonie d'un cadran suffit la plupart du temps à lever l'hypotonie d'un autre cadran.

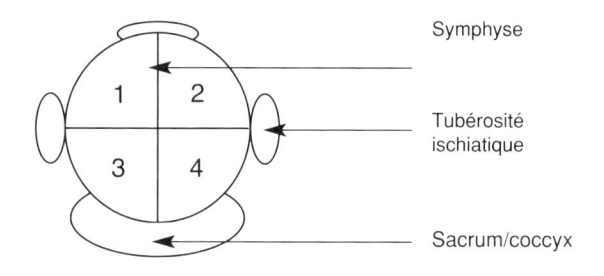

CORRECTION D'UN PÉRINÉE ET/OU D'UN PLANCHER PELVIEN HYPERTONIQUES

Symphyse

Tubérosité ischiatique

Sacrum/coccyx

1. 1/4 antéro droit
2. 1/4 antéro gauche
3. 1/4 postéro droit
4. 1/4 postéro gauche

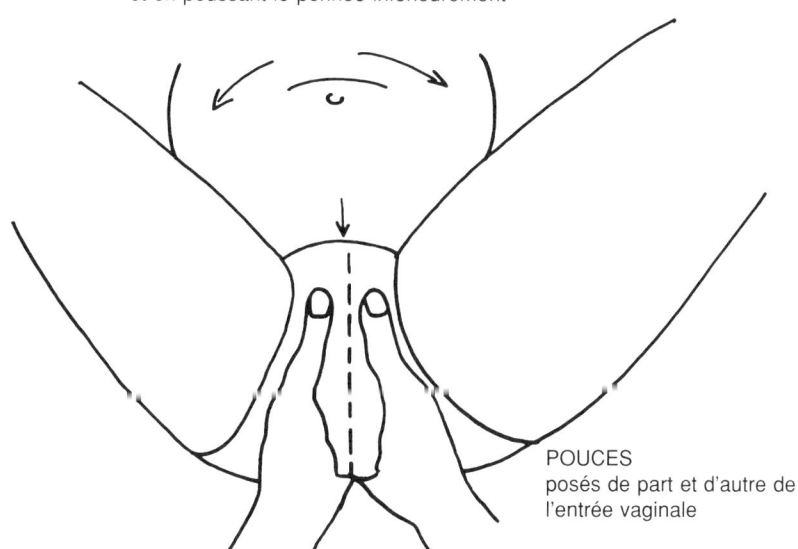

EXPIRATION PARADOXALE
en gonflant le ventre
et en poussant le périnée inférieurement

POUCES
posés de part et d'autre de
l'entrée vaginale

Test et correction d'un périnée et/ou d'un plancher pelvien hypertoniques

Correction d'un périnée et/ou d'un plancher pelvien hypotonique

Principe. – Technique directe sur un temps d'expiration thoracique physiologique. Le diaphragme pelvien est divisé en quatre cadrans, deux antérieurs et deux postérieurs, un plan superficiel ou encore nommé le périnée, et un plan profond, le plancher pelvien.

But. – Corriger un périnée et/ou un plancher pelvien hypotoniques.

Position de la patiente. – En décubitus, les jambes fléchies et en légère abduction.

Position de l'opérateur. – L'opérateur est assis à califourchon sur la table ou latéralement à la patiente. Il vient contacter avec ses pouces soit les deux cadrans antérieurs soit les deux postérieurs ou encore un pouce sur le plancher antérieur droit par exemple et postérieur gauche. Si l'appui est superficiel, il s'agit du périnée (antérieur), si l'appui est plus profond, il s'agit du plancher pelvien (antérieur ou postérieur).

Technique. – L'opérateur vient contacter avec ses deux pouces la partie périnéale antérieure, postérieure, superficielle ou profonde hypotonique. Sur une expiration thoracique physiologique de la patiente (elle souffle en fermant le périnée et le plancher pelvien), l'opérateur exerce une pression avec l'extrémité de ses deux pouces céphaliquement, tout en demandant à la patiente de résister à la poussée des doigts. Cette opération est répétée plusieurs fois.

Remarques

- Le traitement d'un plancher pelvien est toujours réalisé après un traitement du cadre osseux et viscéral sus-jacent.
- Il est demandé à la patiente de continuer le travail respiratoire et de contraction du diaphragme pelvien. Dans certains cas, un traitement de rééducation du plancher pelvien est à envisager.

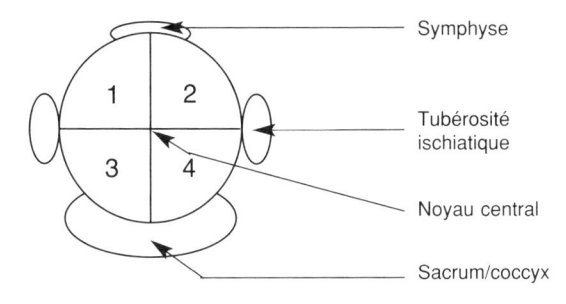

CORRECTION D'UN PÉRINÉE ET/OU D'UN PLANCHER PELVIEN HYPOTONIQUE

- Symphyse
- Tubérosité ischiatique
- Noyau central
- Sacrum/coccyx

1. 1/4 antéro droit
2. 1/4 antéro gauche
3. 1/4 postéro droit
4. 1/4 postéro gauche

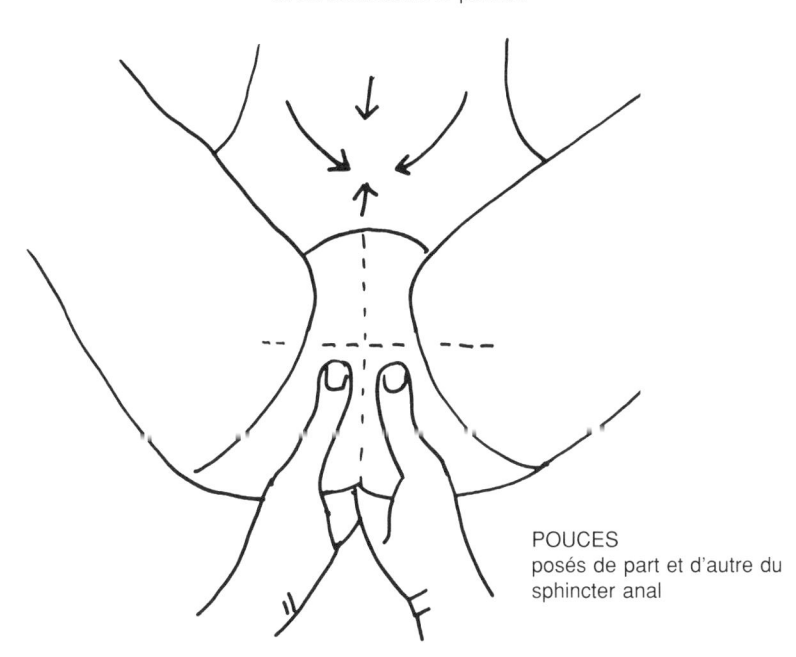

EXPIRATION
en rentrant le ventre
et en contractant le périnée

POUCES
posés de part et d'autre du sphincter anal

Correction d'un périnée et/ou d'un plancher pelvien hypotonique

Correction d'un périnée cicatriciel

Principe. – Technique d'étirement tissulaire direct.

But. – Donner de l'élasticité au diaphragme pelvien à la suite d'une épisiotomie ou d'une périnéotomie

Position de la patiente. – En décubitus, les jambes fléchies et en légère abduction.

Position de l'opérateur. – Un ou deux index sont placés dans le vagin et un ou deux pouces de part et d'autre de la cicatrice.

Technique

Premier temps

Les index et les pouces pincent le périnée. La cicatrice est alors étirée dans le sens longitudinal. Aussi bien au niveau de la muqueuse vaginale que de la musculeuse que de la couche cutanée.

Deuxième temps

La cicatrice est tirée transversalement sur les trois niveaux tissulaires.

Troisième temps

Il est possible que la fibrose tissulaire se situe plus sur le plan muqueux, musculaire ou cutané. S'il s'agit du plan muqueux, l'étirement est obtenu avec les deux index vaginaux. Pour le plan cutané, l'action est effectuée par les pouces et, en ce qui concerne le plan musculaire, c'est en pinçant le périnée avec le pouce et l'index que l'action sera plus spécifique au muscle.

Remarque. – Les cicatrices de périnée peuvent provenir aussi d'une déchirure simple post-accouchement. Ce sont des éraillures correspondant à une déchirure de la muqueuse vaginale. Ces éraillures peuvent courir très profondément dans le vagin et représentent de véritables cordes douloureuses aux rapports et perturbant la mobilité du diaphragme pelvien.

Ce travail d'étirement tissulaire sera repris par la patiente.

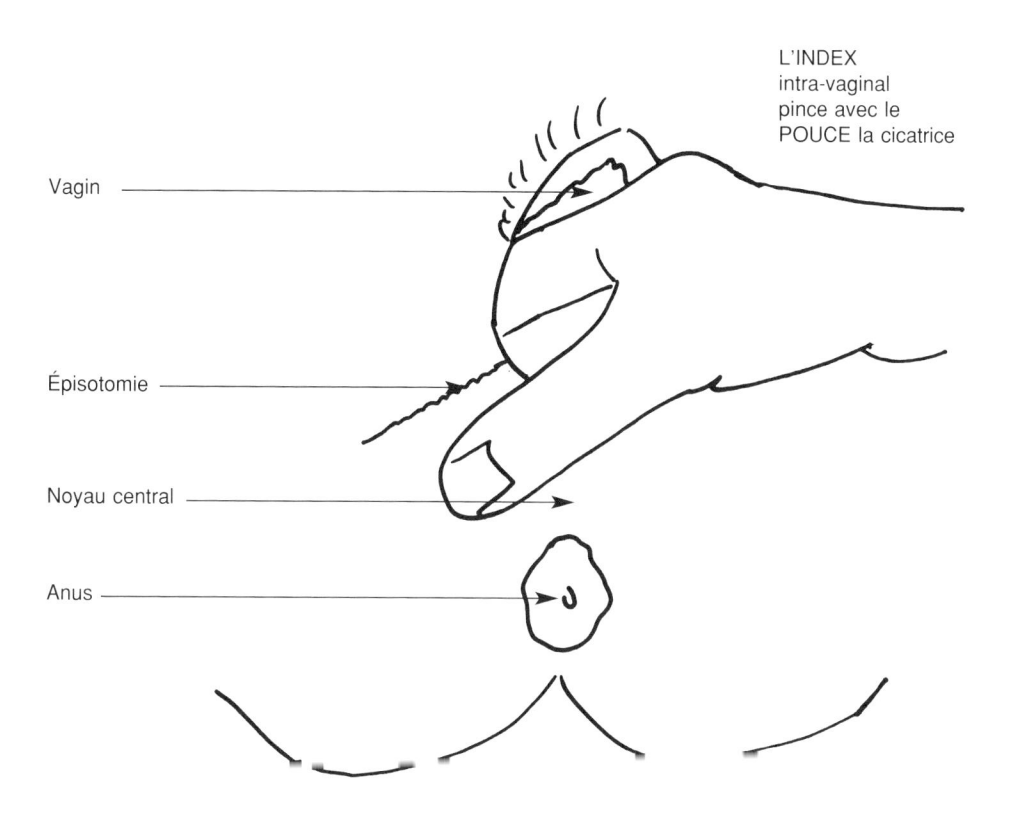

CORRECTION D'UN PÉRINÉE CICATRICIEL

L'INDEX intra-vaginal pince avec le POUCE la cicatrice

Vagin

Épisotomie

Noyau central

Anus

Correction d'un périnée cicatriciel

Technique de correction des cicatrices et des adhérences

Principe. – Technique directe d'étirement de la cicatrice suivant la technique opératoire effectuée.

But. – Équilibrer la tension des tissus cicatriciels et retrouver une certaine élasticité.

Position de la patiente. – En fonction de la localisation de la cicatrice.

Position du praticien. – La position de la patiente est variable en fonction de la localisation de la cicatrice.

Technique. – Tester la cicatrice.

Un ou plusieurs doigts sont posés sur le plan cutané et mobilisent la cicatrice dans les trois plans de l'espace. Le deuxième plan est testé sur le ou les paramètres de plus grande mobilité du premier plan. Le travail est effectué de la peau vers la profondeur en empilant les paramètres plan par plan.

La correction. – Une fois tous les paramètres de plus grande facilité empilés plan par plan, l'opérateur cherche le temps respiratoire thoracique qui permet d'augmenter un peu plus les paramètres obtenus puis demande à la patiente de maintenir soit une apnée pleine soit une apnée vide (suivant la réponse au test). Au changement de la respiration, l'opérateur inverse tous les paramètres et teste de nouveau.

Il est quelquefois nécessaire de refaire la technique à intervalles réguliers pour obtenir une bonne élasticité et une meilleure mobilité.

Précautions

- Respecter la règle de non-douleur.
- Apprendre à la patiente un travail sur la ou les cicatrices.

Technique de correction des lames sacro-recto-génito-pubiennes

Principe. – Technique directe d'étirement des lames sacro-recto-génito-pubiennes.

But. – Équilibrer la tension antéro-postérieure des lames SRGP.

Position de la patiente. – En décubitus, les jambes légèrement fléchies.

Position du praticien. – Debout latéralement à la patiente. La main caudale vient contacter le sacrum. Le majeur au niveau de l'épineuse, l'index et l'annulaire au regard des deux sacro-iliaques de part et d'autre. La main céphalique est placée sur l'abdomen au-dessus de la symphyse.

Technique. – Après avoir pris un crédit de peau au niveau de l'abdomen, la paume de la main céphalique effectue une légère pression en direction de S2/S3.

Premier temps

Il permet de tester plus particulièrement la partie antérieure des lames SRGP. La main abdominale pratique une compression dans le sens antéro-postérieur en direction de S2/S3. La main caudale sert de point fixe au niveau sacré. Cette compression sert de test pour mettre en évidence :

- La possibilité de compression des deux lames,
- L'existence d'une disparité de compression entre les deux lames.

En lâchant la compression mais tout en maintenant le contact des mains, la main abdominale se déplace latéralement, à droite puis à gauche. Ce test évalue l'étirement latéral droit et gauche des lames. Il met en évidence une disparité de tension entre les deux lames.

Deuxième temps

Il permet de tester particulièrement la partie postérieure des lames. La main abdominale servant de point fixe, la main sacrée travaille, elle induit une flexion, une extension, une torsion droite et gauche sacrée. Ce deuxième temps permet d'évaluer l'élasticité de la partie postérieure des lames SRGP.

La correction. – Elle sera pratiquée soit avec la main abdominale soit avec la main sacrée en fonction des paramètres de disparités par un étirement direct (c'est-à-dire en inversant les paramètres de la dysfonction ostéopathique).

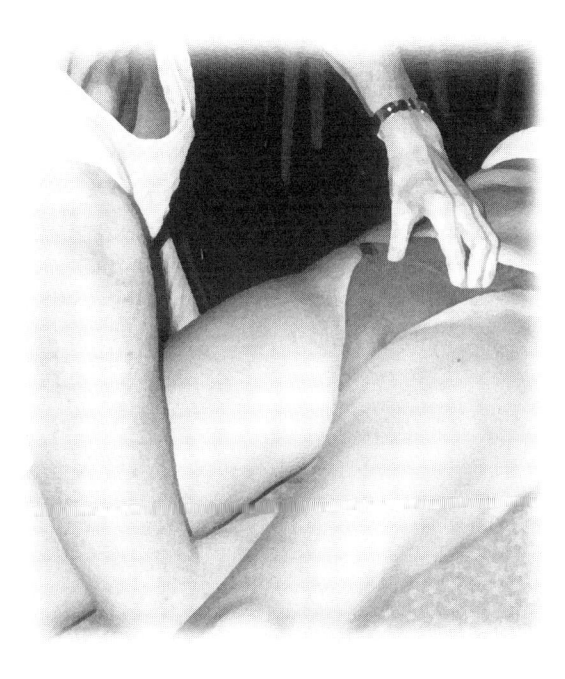

MAIN CÉPHALIQUE
le pouce et les autres doigts se positionnent au-dessus des L.S.R.G.P.

MAIN CAUDALE
contacte le sacrum

Technique de correction des lames sacro-recto-génito-pubiennes

Technique de correction des ligaments larges

Principe. – Technique directe.

But. – Il s'agit de mettre en évidence une tension d'un ligament large en testant l'inclinaison de l'utérus puis de traiter le ligament responsable de la restriction de mobilité de l'utérus.

Position de la patiente. – En décubitus, les jambes fléchies et en légère abduction.

Position de l'opérateur. – Il pratique un toucher vaginal, l'index et le majeur se plaçant dans les culs-de-sac latéraux, les extrémités des doigts au-dessus de l'isthme utérin. La main abdominale contacte le fond utérin.

Technique. – Les doigts vaginaux sont en écoute et fixent le col dans un premier temps. La main abdominale mobilise le fond utérin en inclinaison droite puis en inclinaison gauche pour évaluer la mobilité. Dans le cas d'une dysfonction, l'utérus sera amené dans le sens opposé de la dysfonction d'inclinaison. Du côté opposé à l'inclinaison obtenue, le doigt vaginal effectue un étirement en poussant doucement céphaliquement puis pratique des vibrations avec l'extrémité directement sur le ligament large étiré plusieurs fois pour obtenir une sensation de relâchement tissulaire.

Précautions
- Respecter impérativement la règle de la non-douleur.
- Donner du temps à la patiente entre les différentes phases de la technique.
- Tester toujours après la technique.
- Répéter cette technique à différents moments du cycle (après les règles, au moment de l'ovulation et juste avant les règles).

Variante
Un travail direct sur les ligaments larges peut être effectué par voie externe mais cette correction est moins précise que le travail par voie interne.

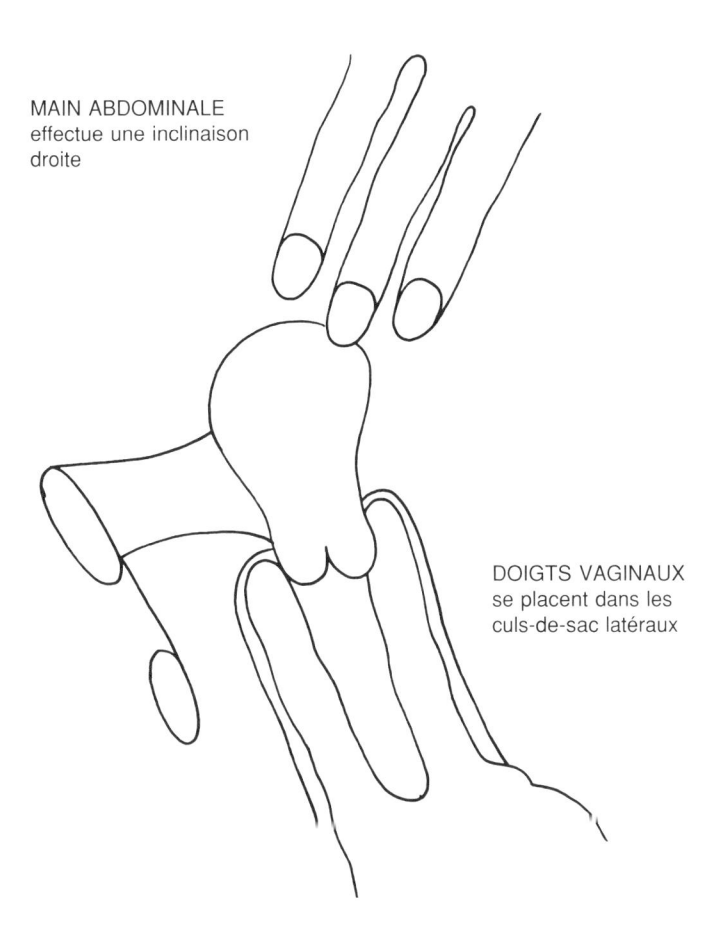

TECHNIQUE DE CORRECTION DES LIGAMENTS LARGES

MAIN ABDOMINALE
effectue une inclinaison droite

DOIGTS VAGINAUX
se placent dans les culs-de-sac latéraux

Technique de correction des ligaments larges

Technique de correction des ligaments ronds

Principe. – Technique directe.

But. – Il s'agit de mettre en évidence une tension d'un ligament rond, en testant la rotation de l'utérus et de traiter le ligament responsable de la dysfonction ostéopathique utérine.

Position de la patiente. – En décubitus, les jambes fléchies et en légère abduction.

Position de l'opérateur. – Il pratique un toucher vaginal, l'index et le majeur se plaçant dans les culs de sac latéraux les extrémités des doigts le plus haut et le plus près possible des cornes utérines (ne pas oublier que l'utérus est la plupart du temps antéversé, il est donc relativement facile de contacter la base des trompes). La main abdominale contacte le fond utérin.

Technique. – Les doigts vaginaux sont en écoute et fixent le corps et le col. La main abdominale mobilise le fond utérin en rotation droite puis en rotation gauche pour évaluer la mobilité utérine. Dans le cas d'une dysfonction en rotation, l'utérus sera amené dans le sens opposé de la dysfonction. La main abdominale du côté opposé à la rotation obtenue effectue un étirement en poussant doucement l'extrémité de ses doigts caudalement en arrière de la symphyse. Puis pratiquer des vibrations avec l'extrémité de ses doigts vaginaux directement sur le ligament rond étiré plusieurs fois pour obtenir une sensation de relâchement tissulaire.

Précautions. – Respecter impérativement la règle de la non-douleur.

Donner du temps à la patiente entre les différentes phases de la technique.

Tester toujours après la technique et répéter cette technique à différents moments du cycle (après les règles, au moment de l'ovulation et juste avant les règles).

Variante. – Un travail direct sur les ligaments ronds peut être effectué par voie externe mais cette correction est moins précise que le travail par voie interne.

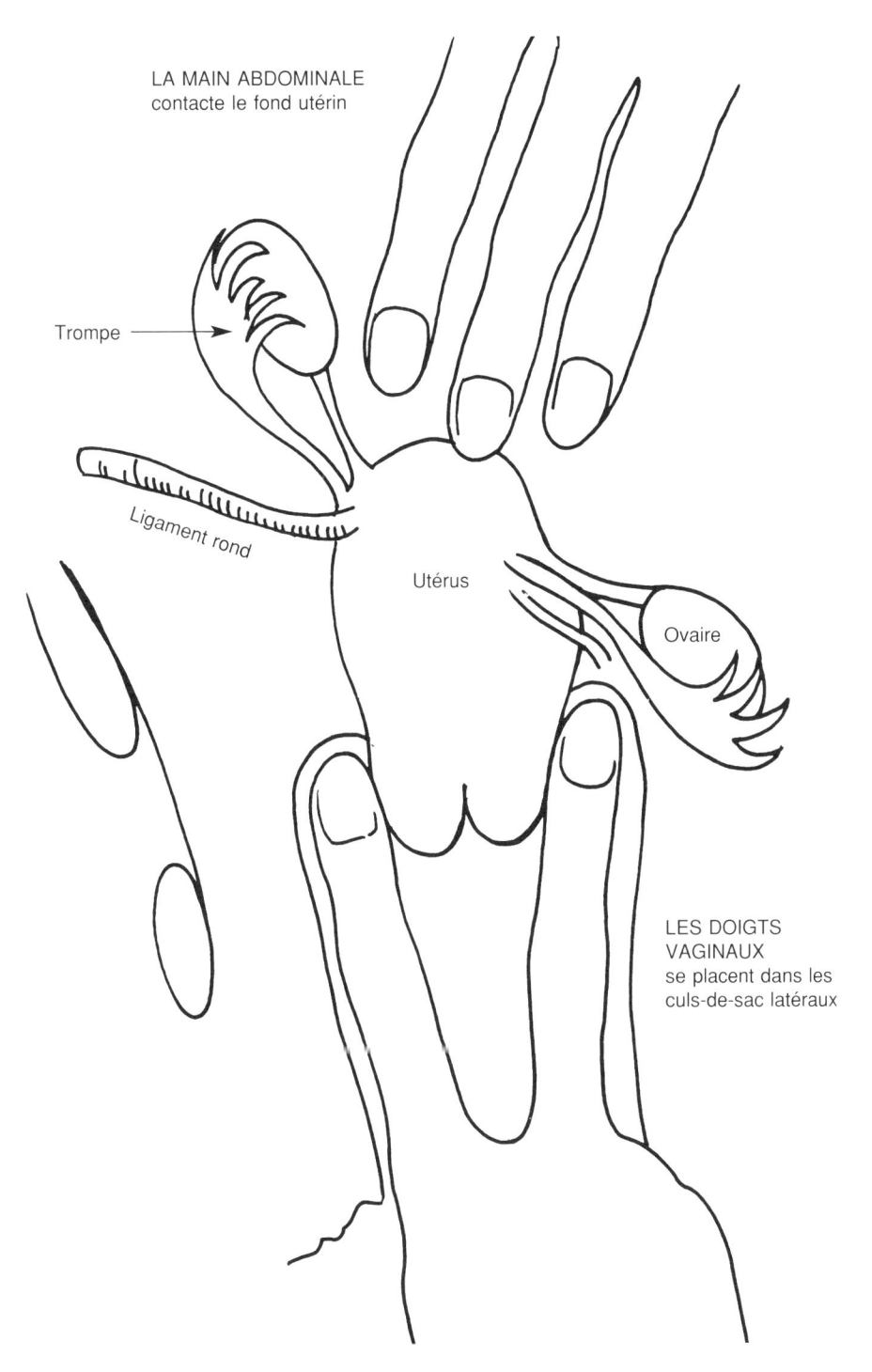

TECHNIQUE DE CORRECTION DES LIGAMENTS RONDS

LA MAIN ABDOMINALE
contacte le fond utérin

Trompe

Ligament rond

Utérus

Ovaire

LES DOIGTS
VAGINAUX
se placent dans les
culs-de-sac latéraux

Technique de correction des ligaments ronds

Technique de correction des ligaments utéro-sacrés

Principe. – Technique directe.

But. – Il s'agit de mettre en évidence une tension des ligaments utéro-sacrés en testant leur possibilité d'étirement possible en augmentant l'antéversion utérine. Puis de traiter le ligament ou les ligaments responsables de la dysfonction ostéopathique utérine.

Position de la patiente. – En décubitus, les jambes fléchies et en légère abduction.

Position de l'opérateur. – Il pratique un toucher vaginal, l'index et le majeur se placent en arrière dans le cul-de-sac postérieur, les extrémités des doigts en contact avec les utéro-sacrés (qui sont presque verticaux). La main abdominale contacte le fond utérin.

Technique. – Les doigts vaginaux contactent les utéro-sacrés. La main abdominale fixe le fond utérin pour aider. Il est parfois nécessaire d'effectuer un léger appui pour pousser l'utérus sur les doigts vaginaux afin de relâcher un peu la tension des utéro-sacrés qui sont toujours douloureux. Les doigts vaginaux vont travailler d'une manière unilatérale ou bilatérale. Ils étirent les ligaments en exerçant une poussée céphalique et en dehors. Avec l'extrémité des doigts, l'opérateur effectue une vibration sur un ou sur les deux ligaments utéro-sacrés jusqu'à percevoir une sensation de relâchement tissulaire. Quelquefois, pour bien mettre en évidence une disparité entre le ligament utéro-sacré droit et le gauche, la main abdominale entraîne l'utérus dans une hyperantéflexion et les doigts vaginaux perçoivent la réponse tissulaire au niveau des deux ligaments utéro-sacrés.

Précautions

- Cette technique est profonde et très souvent douloureuse.
- Tester toujours après la technique et répéter cette technique à différents moments du cycle (après les règles, au moment de l'ovulation et juste avant les règles).

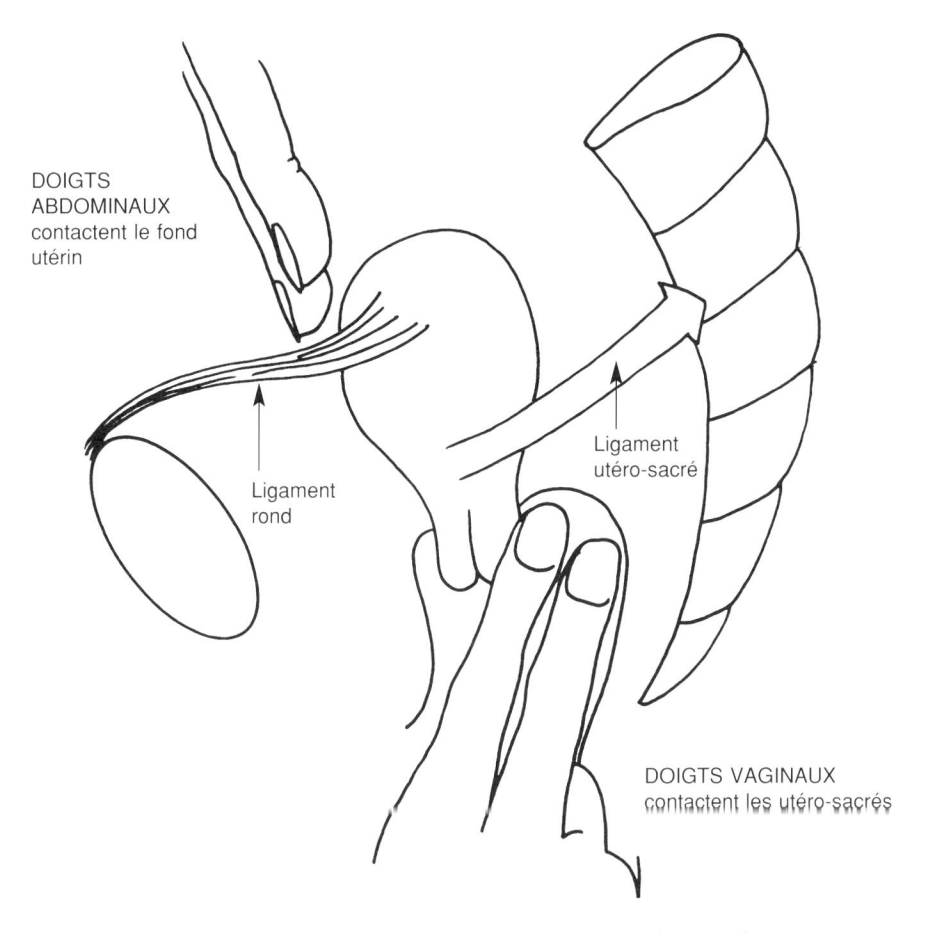

TECHNIQUE DE CORRECTION DES LIGAMENTS UTÉRO-SACRÉS

DOIGTS ABDOMINAUX contactent le fond utérin

Ligament rond

Ligament utéro-sacré

DOIGTS VAGINAUX contactent les utéro-sacrés

Technique de correction des ligaments utéro-sacrés

Techniques lymphatiques

La grande pompe lymphatique

Le but. – Elle permet d'accélérer la circulation de la lymphe par une action sur le canal thoracique. En augmentant le débit à ce niveau, elle provoque un appel de drainage lymphatique général qui favorise les défenses naturelles de l'organisme.

Les précautions à prendre. – Avant de commencer la technique proprement dite, l'opérateur s'assure que les épaules de la patiente sont relâchées. Si les bras sont trop courts pour pouvoir croiser les doigts derrière la taille de l'opérateur, le sujet saisit latéralement la ceinture de celui-ci ou encore les deux extrémités d'un linge passé autour de sa taille.

Cette technique ne doit en aucun cas être agressive et doit être évitée chez les sujets faibles, convalescents ou très fatigués pour lesquels seront utilisé des techniques plus appropriées. Il est indispensable d'avoir auparavant ouvert les portes lymphatiques

La position de la patiente. – La patiente est placée en décubitus, la tête le plus près possible du bord supérieur de la table. Les mains sont croisées derrière le dos de l'opérateur au niveau de la taille.

La position de l'opérateur. – Il place le talon des deux mains juste sous les clavicules en prenant soin de contacter la partie antérieure des deux premières côtes. Tous les autres doigts sont largement écartés sur la cage thoracique du sujet afin de contacter au moins les cinq premières côtes. Ses pieds sont l'un en avant, l'autre en arrière pour permettre de réaliser un bon placement du bassin, les genoux légèrement fléchis.

La technique. – L'opérateur va simultanément pousser avec ses deux mains sur les côtes vers le bas et en arrière (postérieurement). Il recule son bassin mettant en tension les deux membres supérieurs, ce qui tire sur les côtes supérieures de la patiente.

Dans un second temps, l'opérateur relâche la poussée sur les côtes et ramène son bassin en avant.

Le mouvement sera répété sur le rythme d'environ un par seconde pendant au minimum une minute et au plus pendant trois à cinq minutes.

Les indications. – Tout signe de ralentissement de la circulation lymphatique notamment : œdèmes, mastoses.

Cette technique est effectuée après un traitement ostéopathique, mais aussi dans le cas où le système immunitaire apparaît affaibli, particulièrement après une antibiothérapie sans résultat.

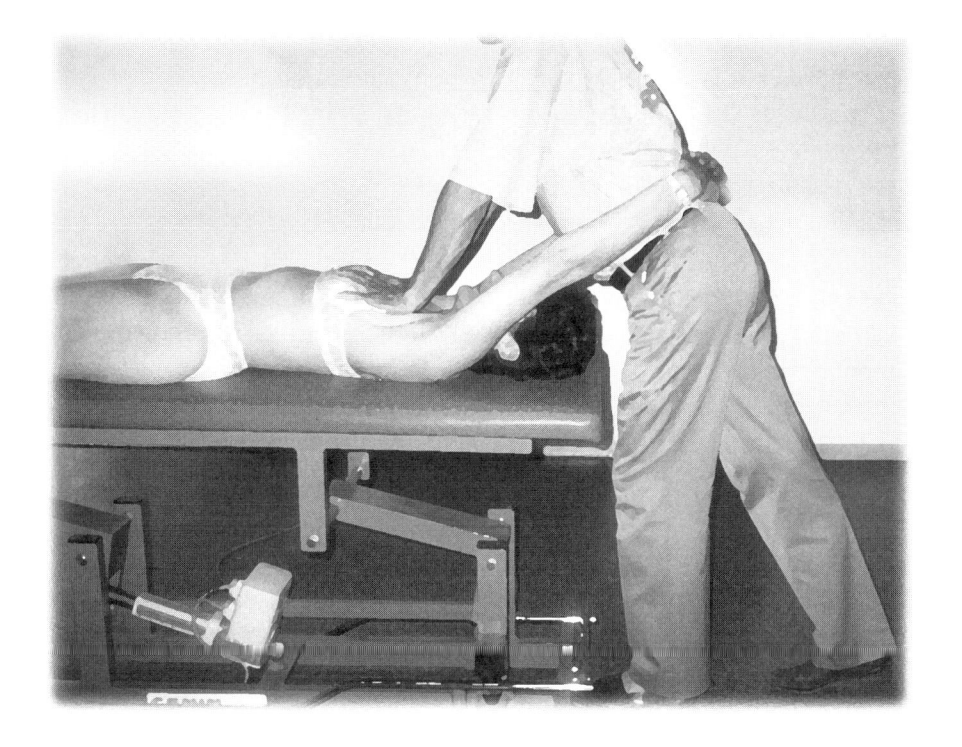

La grande pompe lymphatique

La petite pompe lymphatique

Le but. – Très voisine de la grande pompe lymphatique, elle s'adresse cette fois à tous les sujets pour lesquels celle-ci est sinon contre-indiquée, au moins non souhaitable.

La position de la patiente. – Elle est identique à celle de la grande pompe lymphatique, sauf les bras qui restent le long de son corps.

La position de l'opérateur. – Il est placé à la tête de la patiente, les deux pieds côte à côte éloignés d'environ 30 cm du bord de la table.

Il place ses deux mains, comme pour une grande pompe lymphatique, de telle sorte que l'opérateur se trouve en déséquilibre antérieur en appui sur ses mains posées sur le thorax de la patiente.

La technique. – L'opérateur se soulève sur la pointe des pieds au maximum puis se laisse retomber d'un seul coup sur les talons le plus près du sol sans le toucher, de la manière la plus élastique possible. Il remonte ensuite les talons et recommence au rythme d'un mouvement par seconde pendant une minute au minimum et pas plus de trois à cinq minutes.

L'efficacité de la technique sera marquée par la constatation à chaque descente des talons d'un mouvement des pieds du sujet, par transmission de l'inertie.

Les indications. – Les mêmes que pour la grande pompe.

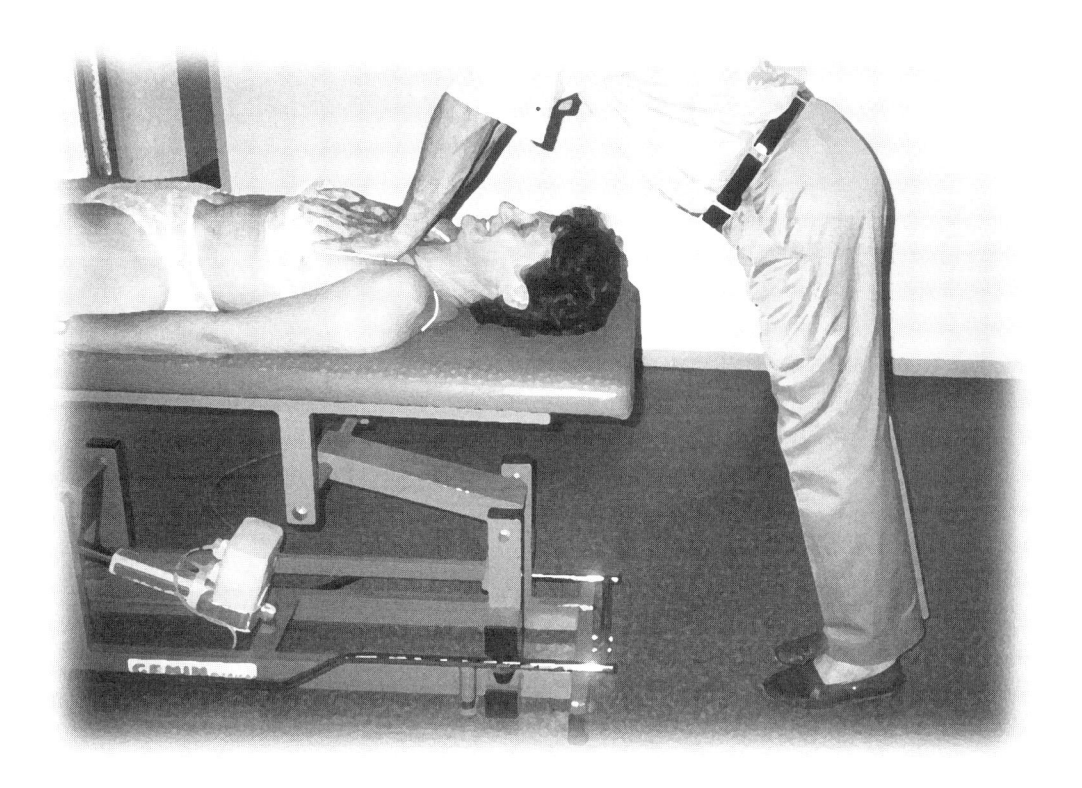

La petite pompe lymphatique

Stimulation lymphatique inférieure

Le but. – Décongestionner les organes pelviens en augmentant le drainage lymphatique de cette zone toujours ralentie en stase.

Les précautions. – S'assurer de la liberté des deux branches de la symphyse pubienne et du fonctionnement optimum du diaphragme ; les corriger si besoin avant de commencer cette technique.

La position de la patiente. – À plat ventre.

La position de l'opérateur. – L'opérateur est placé à côté de la patiente au niveau de l'abdomen. Il fixe en pince, pouce/index de sa main céphalique, L1 sur les deux transverses et l'épineuse.

La technique. – Après avoir demandé à la patiente de croiser sa jambe opposée sur la jambe qui est près de lui, il contacte avec sa main caudale l'épine iliaque antéro-supérieure opposée à lui. Il tire l'iliaque opposé vers lui jusqu'à sentir un mouvement entraînant L2. Il fixe alors solidement L1 pour empêcher tout mouvement et de sa main caudale, il mobilise L2 sous L1, trois ou quatre fois. L'opérateur reproduit ensuite une opération similaire mais cette fois-ci avec L1 sous D12 puis D12 sous D11. Le même procédé est répété de l'autre côté.

Dès que la réaction commence (c'est-à-dire rougeur, chaleur, moiteur de la peau), l'opérateur pratique une inhibition profonde entre L2/L3 (entre les transverses).

Consignes. – Cette technique est à pratiquer tous les jours voire plusieurs fois par jour pour des problèmes aigus. Elle peut être suivie d'une pompe lymphatique générale.

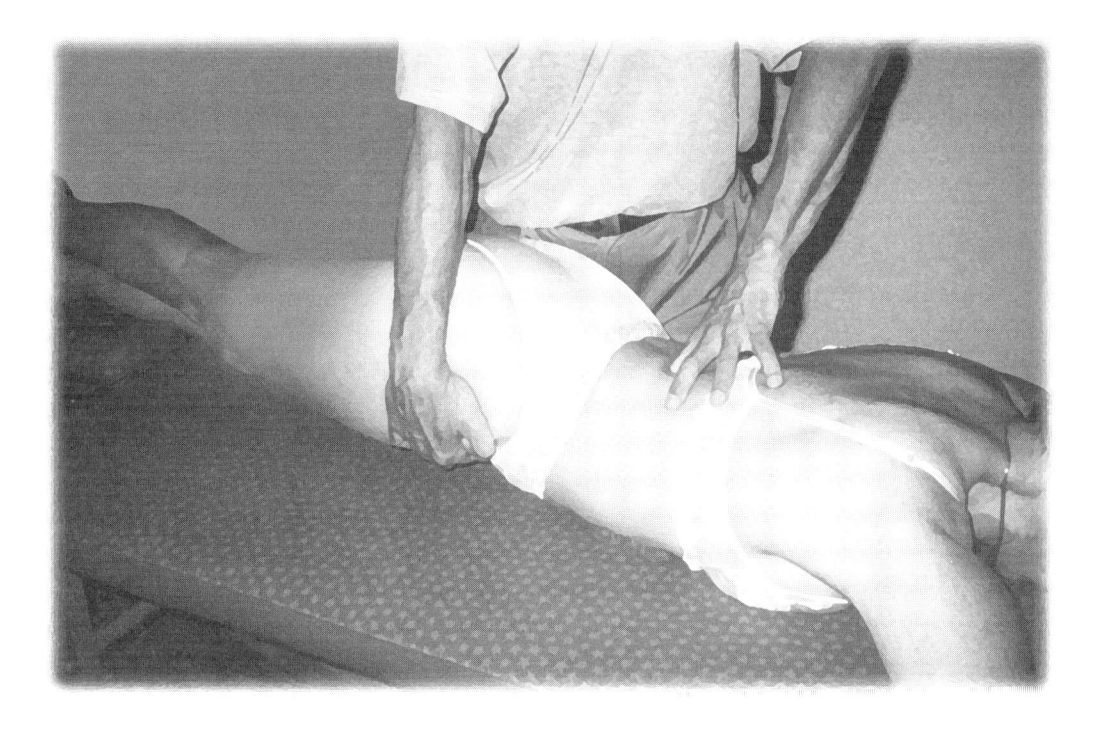

Stimulation lymphatique inférieure

Techniques
neurovégétatives

Roulement alternatif des temporaux en ralentissement

Le but. – C'est une technique globale, intéressante pour normaliser la fonction du système orthosympathique. Elle ralentit l'activité du système orthosympathique (description de la technique ci-dessous) ou au contraire l'accélère (technique inverse).

Les précautions. – La position des bras de l'ostéopathe doit être celle d'un grand nombre de techniques crâniennes, les deux tiers de l'avant-bras sont posés sur la table afin de permettre le roulement alternatif des temporaux.

Indications. – Les états où le système sympathique est trop stimulé : excitation, insomnie.

La position de la patiente. – En décubitus.

La position de l'opérateur. – Assis à la tête de la patiente, ses mains sont placées de telle façon que le pouce contacte la pointe de l'apophyse mastoïdienne et la métacarpo-phalangienne la portion mastoïde.

La technique. – Après une écoute crânienne, afin d'évaluer la qualité des rotations internes et externes des temporaux, l'opérateur dans un premier temps va pousser légèrement ceux-ci en rotation externe afin de mettre en tension la tente du cervelet. Dans un deuxième temps, il bascule son buste au-dessus d'un avant-bras, ce qui induit au niveau des temporaux une rotation interne d'un côté, externe de l'autre. Par exemple : une rotation externe à droite et une rotation interne à gauche seront maintenues le temps de compter de 1000 à 1005 puis, en basculant son buste au-dessus de l'autre avant-bras, l'opérateur installera une rotation externe du temporal gauche et une rotation interne du temporal droit tout en déplaçant le buste latéralement de la même amplitude maximale que du premier côté, le temps de compter de 1000 à 1005. Une nouvelle bascule du buste identique à la première conduira à une rotation externe du temporal droit et à rotation interne du temporal gauche, tenues de 1001 à 1004, idem pour l'autre côté en diminuant cette fois le déplacement du buste d'environ 1/5 d'amplitude. Pour les bascules suivantes, le temps tenu va passer de 1001 à 1003 des deux côtés puis de 1000 à 1002 enfin seulement de 1000 à 1001 et retour au centre. En fin d'opération, la tension de la tente du cervelet est relâchée, l'opérateur teste le mouvement de flexion et d'extension globale du crâne ainsi que le synchronisme des temporaux.

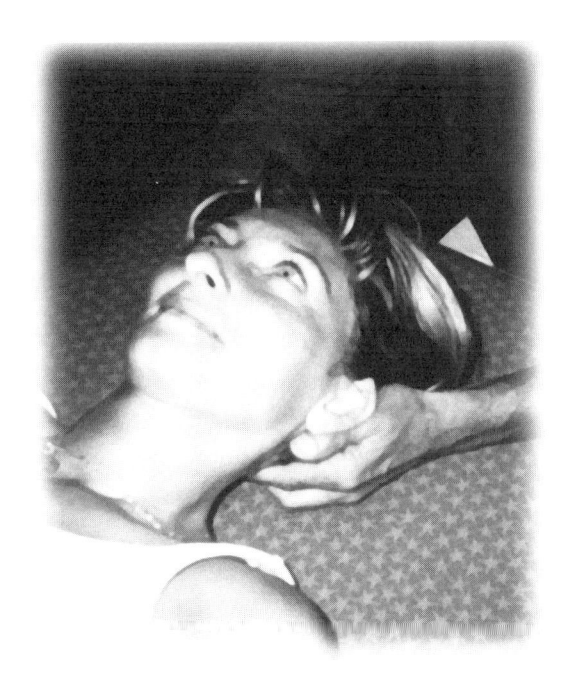

Roulement alternatif des temporaux en ralentissement

Inhibition et stimulation neurovégétative

Le système orthosympathique

Le but

Ce sont des techniques spécifiques s'adressant à une zone choisie dans le but de normaliser. On effectue une stimulation pour un système en hypofonction ou une inhibition pour un système en hyperfonction.

Le choix

Les neurones pré-ganglionnaires du sympathique prennent leurs origines entre C6 et L2. En fonction de l'organe à traiter, nous effectuerons une stimulation ou une inhibition sur le ou les étages vertébraux correspondants à cet organe.

L'inhibition

Indication

Inhibition du système orthosympathique correspondant à l'étage vertébral.

La position de la patiente

À plat ventre.

La position de l'opérateur

Debout, à côté du sujet, au niveau de l'étage à traiter.

La technique

Les pouces de l'opérateur sont placés face à face, le plus près possible de l'apophyse épineuse, parallèlement aux apophyses transverses et entre elles. Dans un premier temps, il exerce une pression antérieure. Puis dans un second temps, l'opérateur va progressivement et lentement tourner les pouces de telle façon que chacun se retrouve sous le bord inférieur de l'apo-

INHIBITION ET STIMULATION NEUROVÉGÉTATIVE

Position de départ

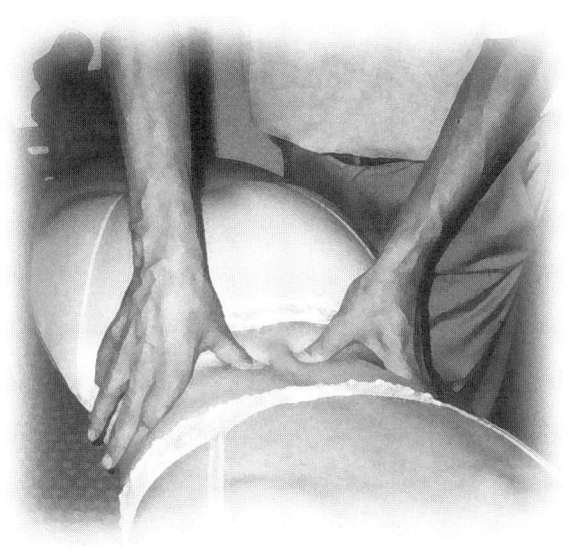

Position d'arrivée

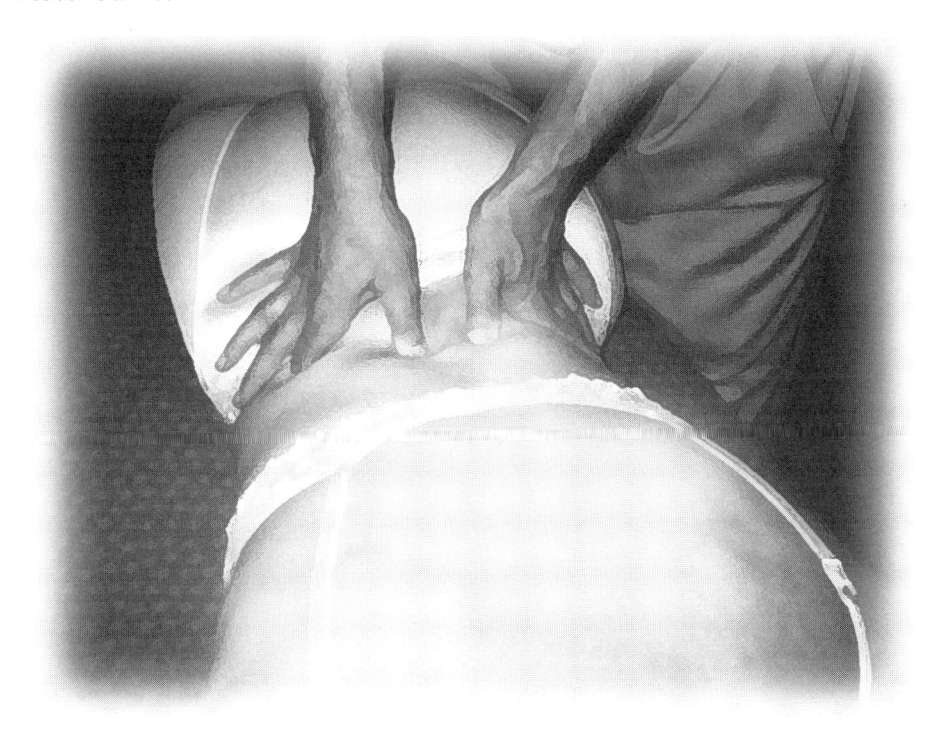

Inhibition lombaire

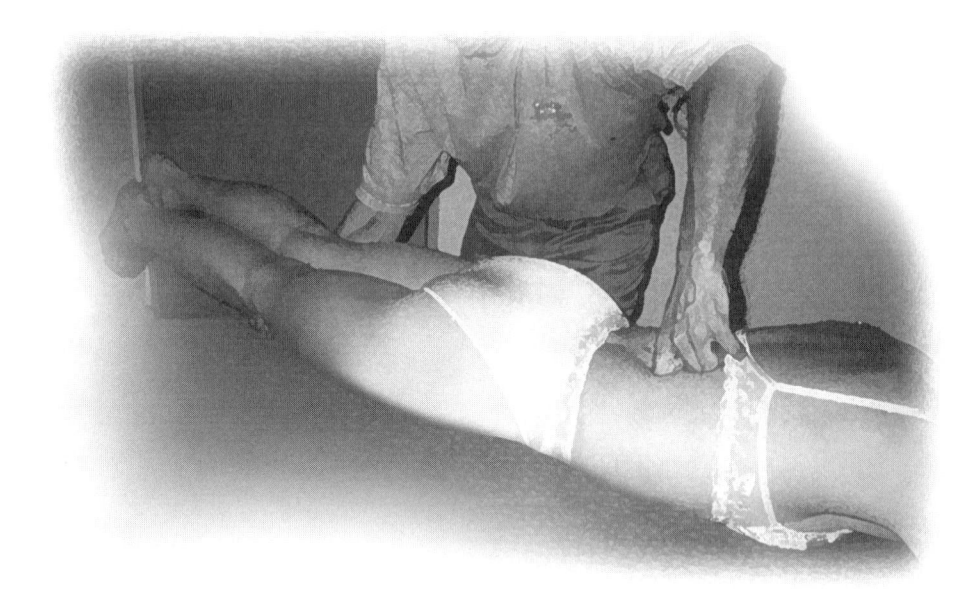

Stimulation orthosympathique lombaire

physe transverse de la vertèbre supérieure et parallèlement à l'épineuse. Il maintient cette position 90 secondes environ. À la fin de la technique, il relâche doucement la pression antérieure.

La stimulation

Indication

Pour stimuler le système sympathique au niveau correspondant de l'organe à traiter.

La position de la patiente

À plat ventre.

La position de l'opérateur

Debout, à côté du sujet, au niveau de l'étage à traiter.

La technique

En saisissant soit les membres inférieurs, soit le bassin, soit la tête, l'opérateur va mobiliser un de ces secteurs afin de localiser le mouvement entre les deux vertèbres choisies. La vertèbre lombaire, dorsale ou cervicale est tenue entre le pouce et l'index replié. Cette pince maintient solidement la vertèbre et, par le levier choisi, l'opérateur va effectuer une série de trois à cinq des mouvements de latéroflexion. Si le praticien ne recherche pas un effet unilatéral, le même mouvement sera réalisé de l'autre côté.

Le parasympathique

Le but

Ce sont des techniques spécifiques s'adressant à une zone choisie dans le but de normaliser. On effectue une stimulation pour un système en hypofonction ou une inhibition pour un système en hyperfonction.

Le choix

Les origines du système parasympathique sont le tronc cérébral d'où émergent plus spécifiquement les nerfs crâniens III, VII, IX, XI et la moelle sacrée avec les nerfs érecteurs d'Eckardt.

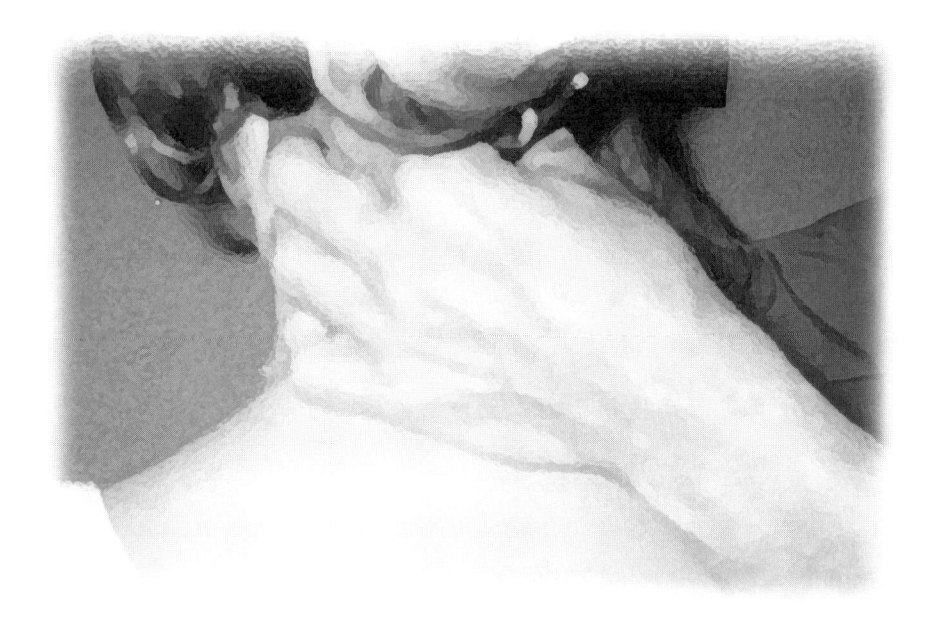

Inhibition du vague au niveau du trou déchiré postérieur

L'inhibition du vague au niveau des trous déchirés postérieurs

Indication
Inhibition du système parasympathique.

La position de la patiente
Assise en bordure de table.

La position de l'opérateur
Debout, à côté de la patiente.

La technique
L'opérateur avec son pouce et son index contacte les tissus sous-occipitaux et les rapproche l'un de l'autre en exerçant une mise en tension des tissus. Cette technique est maintenue 90 secondes.

Précautions
Bien localiser le pouce et l'index dans les tissus sous occipitaux afin de ne pas inhiber les ganglions cervicaux supérieurs juste au-dessous, ce qui aurait une conséquence inverse de celle souhaitée. Surveiller les changements de coloration de la patiente et son rythme respiratoire.

Inhibition du vague au niveau des clavicules

Indication

Pour inhiber le système parasympathique

La position de la patiente

Assise en bordure de table.

La position de l'opérateur

Debout, à côté de la patiente.

La technique

Les deux pulpes du pouce de l'opérateur viennent se placer sur le bord supérieur des clavicules et exercent une pression en bas et un peu en dedans et en arrière jusqu'à percevoir une mise en tension tissulaire.

La position est gardée 90 secondes au maximum.

Précaution

Surveiller les changements de coloration de la patiente et son rythme respiratoire.

Inhibition du parasympathique sacré

Indication
Pour inhiber le système parasympathique.

La position de la patiente
Allongée sur le ventre.

La position de l'opérateur
Debout, à côté du bassin de la patiente.

La technique
Les deux pulpes du pouce de l'opérateur viennent se placer sur les deuxièmes trous sacrés de chaque côté puis sur les troisièmes et les quatrièmes.

La position est gardée 90 secondes à chaque étage.

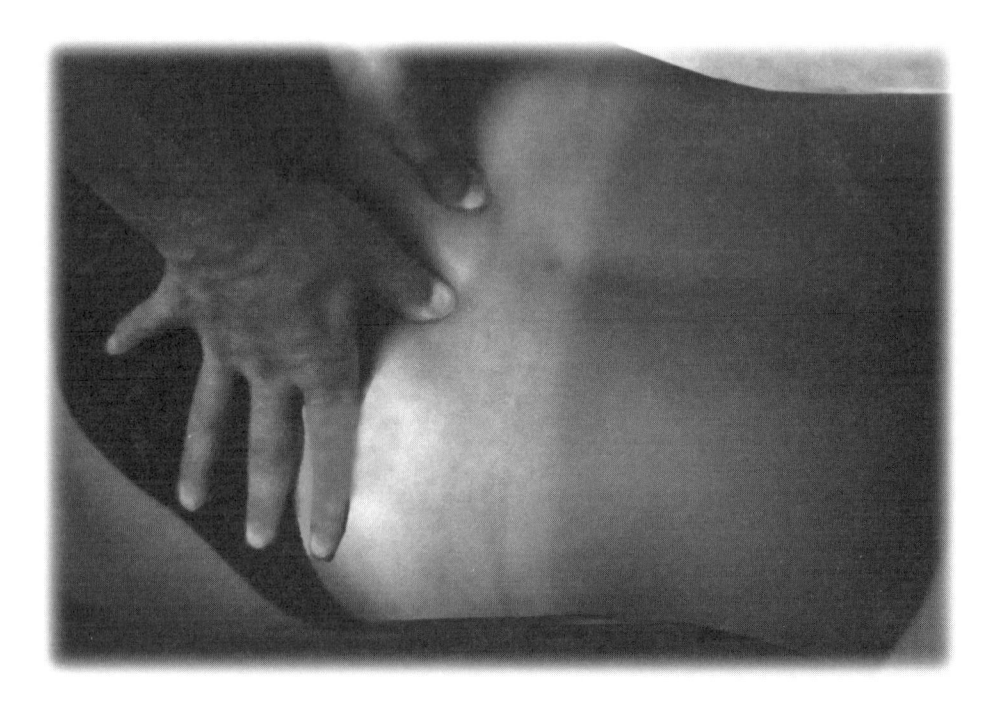

Inhibition des trous sacrés ou inhibition du parasympathique

Inhibition du sacrum

Indication

Pour stimuler le système parasympathique.

La position de la patiente

Allongée sur le ventre.

La position de l'opérateur

Debout, à côté du bassin de la patiente.

La technique

La main céphalique de l'opérateur est placée sur le sacrum de telle façon que la base est contrôlée par la paume de la main et l'apex par l'extrémité des doigts de la main céphalique.

Une fois le mouvement rythmique sacré perçu et en fonction de la plus grande amplitude de mouvement, l'opérateur va doucement et progressivement diminuer cette amplitude jusqu'à ce qu'il ressente l'arrêt du mouvement. Cette position est maintenue pendant 90 secondes au maximum. L'opérateur attend la reprise spontanée du mouvement du sacrum et relâche progressivement sa prise sur quatre à cinq mouvements.

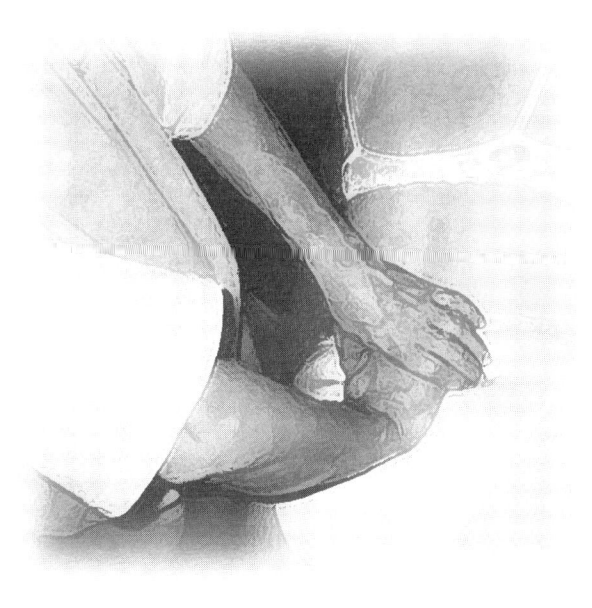

Inhibition du sacrum ou stimulation du parasympathique

INHIBITION ET STIMULATION NEUROVÉGÉTATIVE

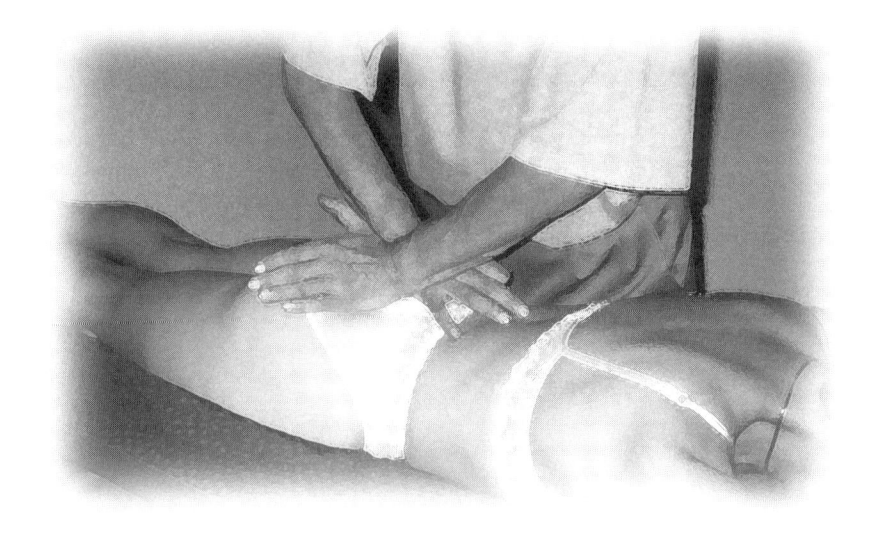

Articulation sacrée

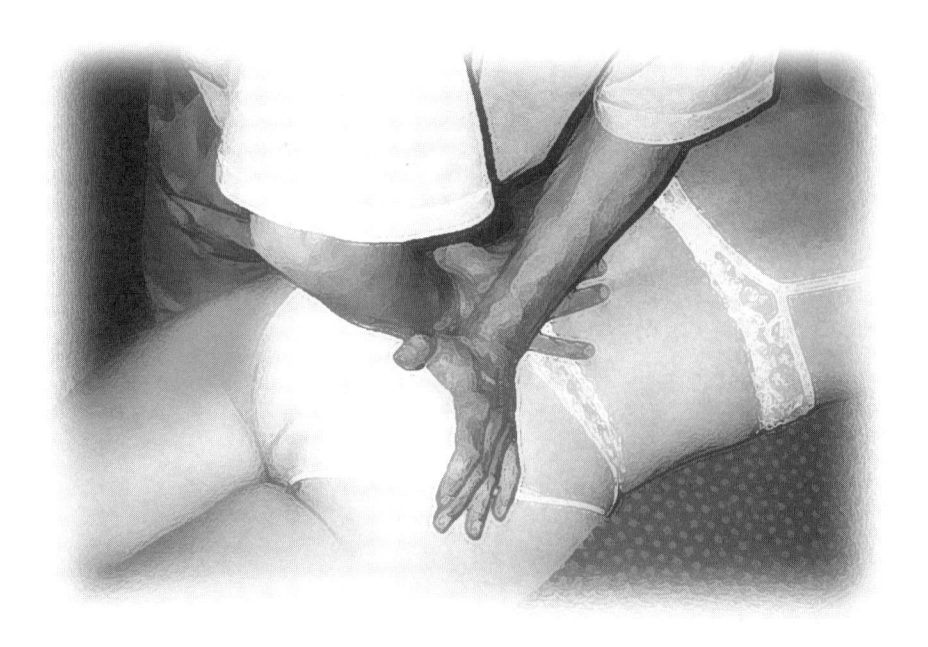

Articulation sacrée pour inhiber le parasympathique

Articulation du sacrum

Indication
Pour inhiber le système parasympathique.

La position de la patiente
Allongée sur le ventre.

La position de l'opérateur
Debout, à côté du bassin de la patiente.

La technique
La main céphalique de l'opérateur prend contact avec l'EIPS opposée au niveau de l'isthme avec le pisiforme, les doigts contrôlent la partie externe de l'iliaque. La main caudale se place au même niveau que la main céphalique mais elle est posée sur le sacrum qu'elle contacte par l'intermédiaire des pisiformes.

Il exerce une pression bilatérale avec les deux mains ; pour la main céphalique en dehors et en avant, pour la main caudale en avant afin de libérer le mouvement du sacrum. Cette pression est exercée avec un mouvement rapide demandant une parfaite détente de la patiente et répétée une fois par seconde pendant 30 secondes.

La manœuvre est répétée de l'autre côté.

À noter
La compression du quatrième ventricule est une technique de stimulation du parasympathique comme toutes techniques effectuées avec un rythme lent, régulier de courte amplitude.

Technique d'inhibition de la symphyse pubienne

Cela ne constitue pas réellement une technique d'urgence mais plutôt une technique complémentaire ou préparatoire d'un traitement de ménorragie, métrorragie, ménométrorragie.

On peut cependant l'utiliser comme manœuvre unique dans des cas particuliers.

Position de la patiente. – Décubitus.

Position de l'opérateur. – Debout face à la patiente.

Technique. – L'opérateur vient contacter avec la pulpe des pouces les deux branches ischio-pubiennes au niveau de leurs faces inférieures. La face dorsale des phalanges des deux index repliés vient contacter les branches ilio-pubiennes correspondantes au niveau de leurs faces antérieures.

L'idéal serait de pouvoir exercer une poussée céphalique sur les branches ischio-pubiennes et une poussée postérieure sur les branches ilio-pubiennes. Pour agir sur les deux en même temps, l'opérateur exerce une poussée solide jusqu'à la barrière à 45° entre les directions céphaliques et postérieures. Cette poussée est maintenue 90 secondes. Le relâchement s'effectue progressivement, doucement.

Précaution. – Ne pas déclencher de douleur importante.

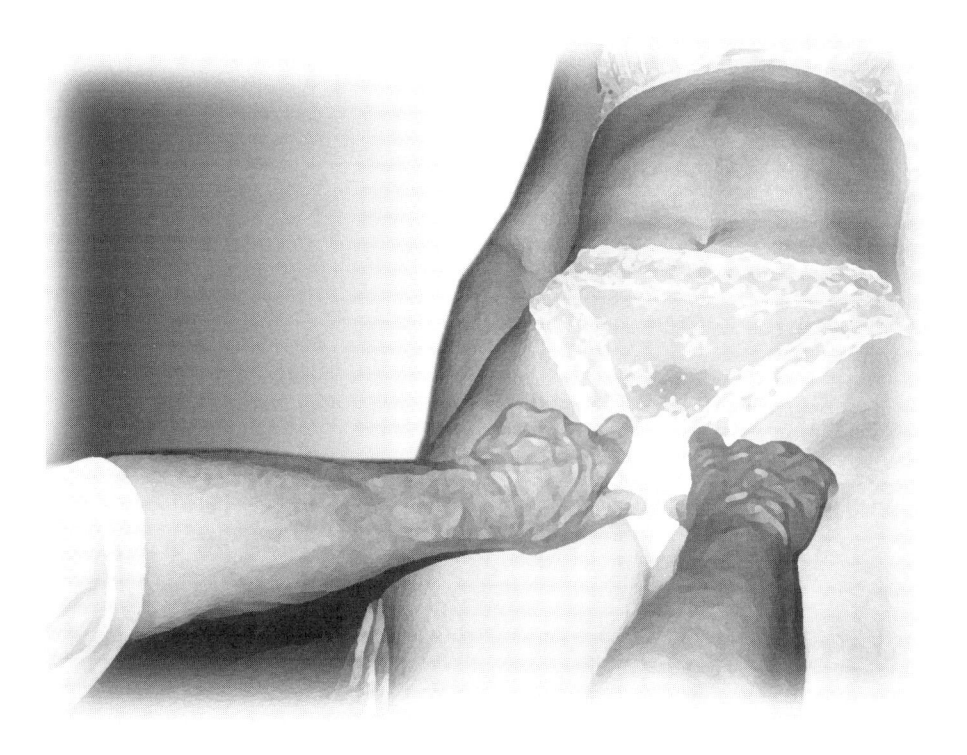

Technique d'inhibition de symphyse pubienne

Technique d'urgence pour une hémorragie basse

Indication. – En cas d'hémorragie basse : vaginale ou rectale chez une femme.

Position de la patiente. – En procubitus.

Position de l'opérateur. – Debout, au niveau du bassin.

Technique. – Avec le talon de sa main céphalique, l'opérateur contacte l'interligne inter-épineux de D11 et D12 entre les éminences thénar et hypothénar. Au moyen de sa main et de son avant-bras caudaux, l'opérateur saisit les cuisses du sujet au niveau de la face antérieure, près de l'articulation du genou, et les soulève en entraînant le bassin puis les lombaires jusqu'à D12 inclus mais sans bouger D11. Il maintient la position en glissant sa cuisse caudale sous celle de la patiente et exerce une pression forte et continue, jusqu'à la barrière entre D11 et D12, avec le talon de sa main céphalique. La pression est maintenue jusqu'à une diminution notable de l'hémorragie.

Précaution. – Attention ! dans les cas graves d'hémorragie massive, l'opérateur dispose d'un délai d'environ 20 minutes pour trouver une solution au problème avant le retour de l'hémorragie sur laquelle la technique n'aura alors plus d'efficacité.

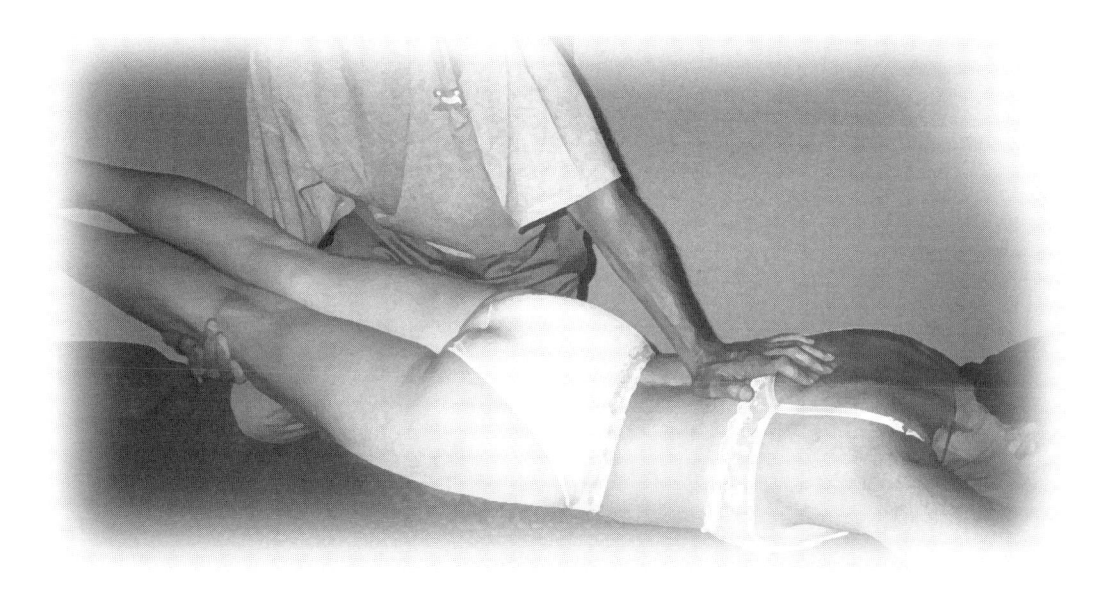

TECHNIQUE D'URGENCE POUR UNE HÉMORRAGIE BASSE

Technique d'urgence pour une hémorragie basse

Technique de stimulation hypothalomo-hypophysaire

But. – Provoquer une traction au niveau de la tige pituitaire pour stimuler la circulation porte hypothalomo-hypophysaire.

Principes. – Traction sur les membranes.

Position de la patiente. – En décubitus.

Position de l'opérateur. – Assis à la tête de la patiente.

Mise en place. – Les pouces sont croisés de part et d'autre de la suture sagittale entre bregma et lambda. Les autres doigts se placent de chaque côté sur l'écaille pariétale.

Technique. – Dans un premier temps, l'opérateur écoute le mécanisme respiratoire primaire pour apprécier la succession de la flexion et de l'extension.

Dans un second temps, dès que l'opérateur perçoit le début de la flexion crânienne, il tire les pariétaux vers le haut en état d'extension puis, dès qu'il perçoit le début de l'extension, il les pousse en bas et en dehors, en état de flexion.

L'opération est répétée entre 20 et 30 fois (une manœuvre étant constituée d'une flexion et d'une extension).

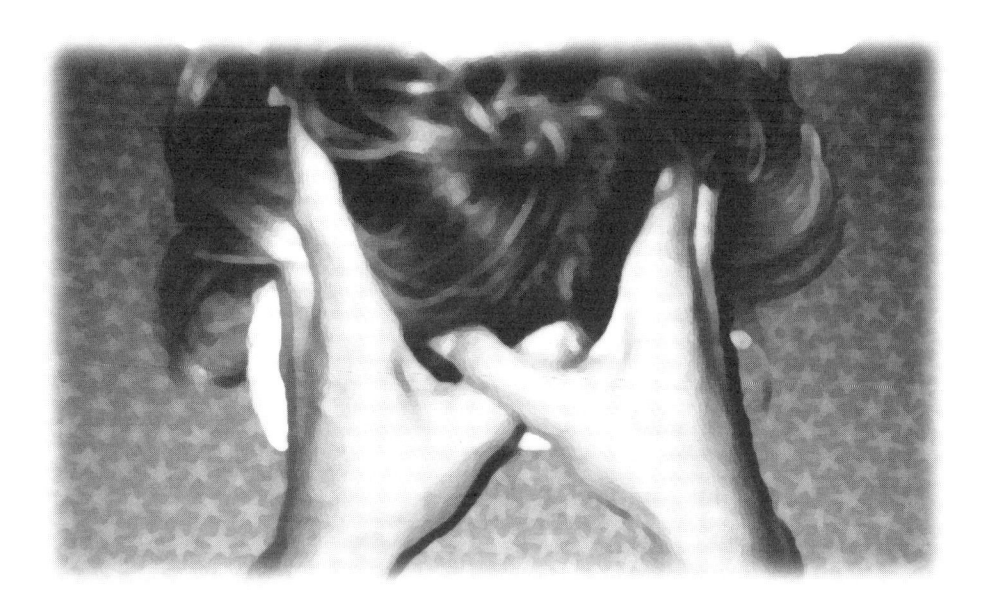

Technique de stimulation hypothalamo-hypophysaire

Test et travail de l'aorte abdominale

But. – Apprécier la tension de la paroi de l'aorte abdominale et éventuellement des artères iliaques primitives ; droite ou gauche.

Mise en place. – L'opérateur placé à côté du sujet au niveau du bassin, va poser :

- la pulpe de l'index environ à deux travers de doigt au-dessus de l'ombilic sur la ligne blanche en regard de l'origine de l'artère mésentérique inférieure,
- la pulpe du majeur environ à deux travers de doigts au-dessus, toujours sur la ligne centrale, en regard de l'origine de l'artère mésentérique supérieure,
- la pulpe de l'annulaire environ à deux travers de doigt au-dessus sur la ligne blanche en regard du tronc cœliaque.

Action. – L'opérateur exerce une légère pression postérieure avec la pulpe des trois doigts jusqu'à percevoir la pulsation aortique. Il apprécie le ou les niveaux de la plus forte pulsation.

Interprétation. – Les trois artères collatérales de l'aorte sont péritonisées à leur départ de l'aorte. Lors de dysfonctions, spécialement de ptoses d'un ou plusieurs organes ou viscères qu'elles irriguent, il se produit une tension sur le péritoine péri-artériel qui se traduit par une augmentation de pression en amont sur l'étage aortique en rapport.

Au niveau plexus cœliaque : c'est une dysfonction du foie et de l'estomac ou encore plus grave une dysfonction vasomotrice du plexus solaire.

Au niveau artère mésentérique supérieure : racine du mésentère, entéroptose.

Au niveau artère mésentérique inférieure : côlon ascendant, caecum, valvule iléo-cæcale à droite, côlon descendant, sigmoïde à gauche.

Au niveau iliaque primitive droite : l'ovaire droit, utérus, fosse iliaque droite.

TEST ET TRAVAIL DE L'AORTE ABDOMINALE

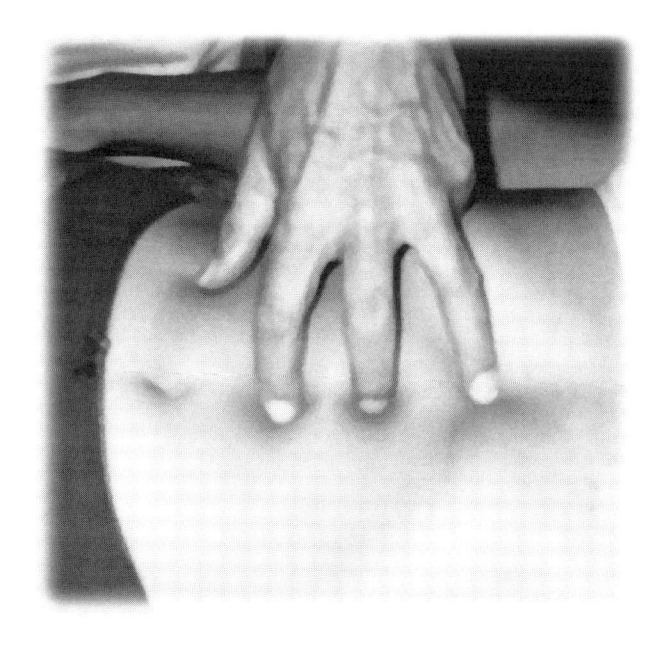

Test et travail de l'aorte abdominale

Au niveau artère iliaque primitive gauche : ovaire gauche, utérus, fosse iliaque gauche.

Toute tension anormale va être en rapport avec un problème vasomoteur de l'organe ou du territoire irrigué.

Précautions. – En comparant les pouls, écarter l'existence possible d'un anévrisme aortique abdominal.

Vérifier la position du côlon transverse qui peut être descendu au niveau de la ligne blanche, ce qui permet une perception immédiate et facile du battement aortique.

Il ne s'agit pas d'apprécier la facilité avec laquelle l'opérateur peut percevoir l'aorte mais d'évaluer la tension ou la dureté du battement.

Traitement. – Le praticien doit tester les organes du territoire concerné puis corriger la dysfonction, retester l'aorte et s'il n'existe pas de changement notable dans la qualité du battement alors traiter directement le segment aortique concerné en exerçant une pression légère et un étirement doux et direct sur le segment artériel concerné dans le sens de l'augmentation de la tension. Maintenir la pression jusqu'à ressentir un changement de la tension puis relâcher immédiatement et très rapidement et retester.

Noter bien. – Éviter cette technique en cas de dépôt athéromateux ou dans le cas de calcifications importantes de l'aorte.

Remarques. – Les deux niveaux inférieurs sont mécaniquement les plus intéressants de par les pressions que l'intestin grêle et le côlon peuvent exercer sur la sphère gynécologique.

Il est plus difficile d'apprécier les tensions des artères iliaques primitives droite et gauche : dans la même position que précédemment, se servir de la pulpe du pouce placé à droite et à gauche.

Une tension importante à cet endroit révèle un obstacle ou une compression en aval souvent au niveau des organes uro-génitaux féminins.

Bibliographie

Livres

1. B. Blanc, L. Boubli,
   Gynécologie, éditions Pradel, 1988.

2. J.-C. Emperaire,
   La gynécologie endocrinienne du praticien, 3e édition, Laboratoire Casenne, 1984.

3. O. P. Grow,
   Osteopathic obstetric, Queen city, Missouri, 1915.

4. F. G. Houtouille, Y. Gérard,
   Le petit bassin I et II fascicule, éditions Maloine.

5. P. Kamina,
   Anatomie gynécologique et obstétricale, éditions Maloine, 1984.

6. Kuschera M.I., Kuschera W.A.,
   Osteopathic considerations in systemic dysfunction, 2e édition, Greyden Press, 1994.

7. I. M. Korr,
   Articles tirés des Year Book 1963 de l'Académie américaine d'ostéopathie.

8. L. de Mattos,
   Gynécologie Homéopathique éditions Le François, Paris, 1979.

9. H. I. Magoun,
   Practical osteopathic procedures « The birthright of osteopathy », editor Harold I. Magoun, 1978.

10. L. Moutin et G. A. Mann,
    Manuel d'ostéopathie pratique et théorie, Librairie internationale de la pensée nouvelle,
    G. A. Mann éditeur, 1913.

11. L. Perlemuter, J. Waligora,
    Cahiers d'anatomie, Petit bassin I et II fascicule, 3e édition, 1971.

12. R. M. de Ribet,
    Le système nerveux de la vie végétative, tome 3, éditions Doin et Cie, 1955.

13. H. Rouvière et A. Delmas,
    Anatomie humaine, 3 tomes, 12e édition, Masson, 1985.

14. Laboratoire Sandoz,
    Le système neurovégétatif, éditions Sandoz.

15. H. Staffer,
    Manuel Pratique de gynécologie, Librairie Felix Alcan, 1912.
    Affections de la femme, 1905.

16. A. T. Still,
    The philosophy and Mechanical Principles of Osteopathy, 1902. Osteopathic enterprise, Kirsville 1986.
    Autobiographie, éditions Sully, 1998.

17. L. Testut et A. Latarjet,
    Traité d'anatomie, éditions G. Doin.

18. P. Woodal,
    Principes et pratiques ostéopathiques en gynécologie, éditions SBORTM, 1983.

Articles

1. B. Arnal,
   Vous et votre santé, n° 51 « Les mycoses ».
   Vous et votre santé, n° 33 « L'endométriose ».
   Vous et votre santé, n° 28 « Fibromes ».
   Vous et votre santé, n° 45 « L'insuffisance en œstrogènes ».

2. E. M. Whitaker, A. J. Nimmo, J. F. B. Morison, N. R. Griffin and M. Wells,
   « The distribution of ß-adrenoceptors in human cervix », *Quartely Journal of experimental physiology*, 74, 573-576, 1989.

3. I. Bryman, B. Lindblom, A. Norström and S. Sahni,
   « Adrenoceptor mechanism in regulation of contractive activity in human cervix, obstetrics and gynecology », vol. 64, n° septembre 1984.

4. I. Bryman, A. Norström and B. Lindblom,
   « Influence of prostaglandins and adrenoceptor. Agonists on contractile activity in human cervix at term, obstetric and gynecology », vol. 67, n° 4, avril 1986.

5. Cours Denis Brookes de 1971 à 1982.

6. S. Wray,
   « Uterine contraction and physiological mechanism of modulation », *The American Physiological Society*, 1993.

Douleurs et Troubles Fonctionnels Myofasciaux

Tome 1 : Le Membre Supérieur (763 pages)
Tome 2 : Le Membre Inférieur (626 pages)

Travell J. G. et Simons D. G.

De nos jours, les études médicales et la formation continue des praticiens n'apportent pas de connaissances suffisantes en anatomie fonctionnelle, en anatomie de surface, en cinésiologie et en technique d'évaluation de l'appareil musculosquelettique du corps humain. Les facteurs traumatiques sont trop souvent réduits aux contacts externes évidents, et on ne tient pas assez compte des tensions liées à la posture, aux positions non physiologiques adoptées dans la vie professionnelle ou aux activités physiques mal adaptées de la vie quotidienne. Pourtant, ces éléments sont importants dans la compréhension complète et la prise en charge des syndromes douloureux myofasciaux.

Or, les douleurs et les troubles fonctionnels des tissus myofasciaux sont des problèmes auxquels les médecins sont quotidiennement confrontés. Tous les jours des patients se présentent avec des symptômes que l'on peut attribuer à la physiopathologie des points-détente myofasciaux. Ces patients sont souvent mal compris et ne reçoivent donc pas de traitement approprié.

Pour combler cette lacune, ce livre explore en détail les aspects cliniques de la douleur en se fondant toujours sur les insertions anatomiques et l'innervation des unités neuromusculaires intéressées. Les symptômes et les signes sont clairement décrits, de même que l'examen du patient. Le traitement est ensuite précisé, en suivant une séquence logique fondée sur le diagnostic anatomique et la vérification des territoires de douleurs référées. Le patient doit se charger des mesures correctives qui contribueront à soulager la douleur, à retrouver une fonction normale et à éviter les récidives.

La Thérapie Cranio-Sacrée

Tome I (370 pages)
Tome II (259 pages)

Upledger J. E. et Vredevoogd J. D.

Le concept du système cranio-sacré et son rôle thérapeutique ont été découverts il y a 50 ans.

Aujourd'hui, ce concept de mobilité dynamique – qui comprend les os du crâne, les membranes méningées, le liquide céphalo-rachidien, le système vasculaire intra-crânien, les mouvements des liquides organiques et les fonctions du tissu conjonctif envisagé dans sa globalité – est clairement appréhendé par de nombreux ostéopathes.

Cet ouvrage expose la physiologie et l'anatomie du système cranio-sacré, son rôle dans le maintien de la santé et dans le déclenchement des processus pathologiques et apporte une explication claire et précise à de nombreuses observations cliniques auparavant inexplicables. On y trouvera aussi une méthodologie pratique pour développer son habileté palpatoire, de nombreux schémas et figures et toute une série de techniques qui permettent l'autocorrection du système cranio-sacré et qui étendent leur champ d'action bien au-delà de la sphère cranio-sacrée puisqu'elles concernent aussi le cou, l'articulation temporo-mandibulaire, le tronc, la nuque et les membres.

Tous ceux qui utilisent leurs mains à des fins diagnostiques et thérapeutiques seront séduits à la lecture de cet ouvrage qui donne une dimension supplémentaire à l'art de guérir.

Les Principes Fondamentaux de la Médecine Chinoise

Maciocia G. (740 pages)

Ce livre constitue une véritable "somme" en ce sens qu'il permet au lecteur d'appréhender de manière exhaustive toute la théorie de la Médecine Chinoise avec une fidélité, une précision et une clarté que peu d'ouvrages occidentaux proposaient jusqu'à présent.

La Pratique de la Médecine Chinoise

Maciocia G. (970 pages)

En clinicien averti, Giovanni Maciocia sait qu'une pratique cohérente et efficace de la médecine chinoise doit s'appuyer sur un solide bagage théorique. Cependant, l'assimilation consciencieuse de la théorie médicale chinoise (exposée dans les Principes Fondamentaux) ne suffit pas à transformer chaque lecteur en thérapeute chevronné : il faut encore apprendre à transposer la théorie dans la pratique clinique quotidienne et c'est précisément l'objet du présent volume.

Gynécologie et Obstétrique en Médecine Chinoise

Maciocia G. (880 pages)

L'auteur nous présente un guide clair et complet de l'obstétrique et de la gynécologie en MTC. Jetant un pont entre l'exercice de la médecine moderne et l'expérience de la médecine chinoise, ce livre dresse pour tous les étudiants et tous les praticiens un tableau pratique et sans équivalent de ce domaine fondamental de la médecine chinoise.

Associations de Points : la Clé du Succès en Acupuncture

Ross J. (467 pages)

Seule une association de points bien choisis permet d'aboutir au résultat thérapeutique optimal. Ce livre n'a d'autre but que de familiariser le lecteur avec l'art d'élaborer une "formule de points" en présence d'un cas donné. Grâce à cet ouvrage, les praticiens chevronnés pourront multiplier leurs options thérapeutiques et les débutants auront accès aux traitements de base dans les situations cliniques les plus courantes.

Le Système de la Régulation de Base

Pischinger A. (244 pages)

Le système de base de Pischinger se définit comme une unité fonctionnelle englobant le domaine circulatoire terminal, les cellules du tissu conjonctif et les terminaisons nerveuses végétatives distales.

Le liquide extracellulaire est le champ d'action et d'information de cette triade. Les vaisseaux et les organes lymphatiques y sont associés. Il constitue la composante la plus importante et la plus étendue du corps. Il veille à la nutrition des cellules (circulation interne) et à l'élimination des déchets. Il assure la régulation de l'organisation "milieu-cellule".

Les phénomènes inflammatoires et de défense sont aussi localisés à son niveau. Ainsi sa compétence s'étend à toutes les fonctions vitales et c'est à son niveau que se situent les mécanismes d'action de l'acupuncture, de l'homéopathie et de toutes les régulations cybernétiques.

Vous souhaitez recevoir le catalogue *de nos publications* ?

Vous désirez consulter la liste *de nos diffusions en médecines alternatives* ?

Nous tenons à votre disposition des centaines de titres en ostéopathie, médecine manuelle, chiropraxie, étiopathie, réflexothérapie, massage énergétique, drainage lymphatique, mésothérapie, nutrithérapie, aromathérapie, acupuncture, auriculothérapie, homéopathie, phytothérapie, hypnose, etc...

Non seulement en français mais aussi en anglais, néerlandais, allemand, ...

Consultez notre site internet :
www.satas.com